首都医科大学附属北京佑安医院

脂肪肝与药物性肝损伤

病例精解

总主编 / 金荣华

主　编 / 柳雅立　张　晶

科学技术文献出版社

SCIENTIFIC AND TECHNICAL DOCUMENTATION PRESS

·北京·

图书在版编目（CIP）数据

首都医科大学附属北京佑安医院脂肪肝与药物性肝损伤病例精解 / 柳雅立，张晶主编. —北京：科学技术文献出版社，2022.6

ISBN 978-7-5189-7638-6

Ⅰ. ①首…　Ⅱ. ①柳…　②张…　Ⅲ. ①脂肪肝—病案—分析 ②药物性肝炎—病案—分析　Ⅳ. ① R575

中国版本图书馆 CIP 数据核字（2020）第 265819 号

首都医科大学附属北京佑安医院脂肪肝与药物性肝损伤病例精解

策划编辑：蔡　霞　责任编辑：蔡　霞　责任校对：张永霞　责任出版：张志平

出　版　者	科学技术文献出版社
地　　　址	北京市复兴路15号　　邮编　100038
编　务　部	(010) 58882938，58882087（传真）
发　行　部	(010) 58882868，58882870（传真）
邮　购　部	(010) 58882873
官 方 网 址	www.stdp.com.cn
发　行　者	科学技术文献出版社发行　全国各地新华书店经销
印　刷　者	北京虎彩文化传播有限公司
版　　　次	2022 年 6 月第 1 版　2022 年 6 月第 1 次印刷
开　　　本	787×1092　1/16
字　　　数	113 千
印　　　张	11.25
书　　　号	ISBN 978-7-5189-7638-6
定　　　价	108.00元

编委会

首都医科大学附属北京佑安医院·病例精解
编委会名单

总主编　金荣华

副主编　向海平　胡中杰

编　委　（按姓氏拼音排序）

鲍诗平　陈　煜　池　萍　丁惠国　高艳青

郭彩萍　霍宏蕾　李秀惠　栗光明　梁连春

林栋栋　柳雅立　同　军　马列清　孟　君

单　晶　汪晓军　徐　斌　张　晶　张　彤

张　愚　张永宏

秘　书　霍宏蕾

丙肝与中毒性肝病科

首都医科大学附属北京佑安医院
脂肪肝与药物性肝损伤病例精解
编者名单

主　编　柳雅立　张　晶
副主编　林　伟　刘义荣　于海滨
编　委（按姓氏拼音排序）
　　　　范作鹏　高冀蓉　郭海清　梁　珊　马丽霞
　　　　仇丽霞　韦新焕
秘　书　林　伟

主编简介

柳雅立　首都医科大学附属北京佑安医院肝病中心三科副主任，脂肪性肝病诊疗中心副主任，主任医师，医学博士。任北京医学会肝病学分会委员，北京医学会肝病学分会乙肝学组委员，中国医疗保健国际交流促进会肝脏肿瘤分会青年委员会委员，中国 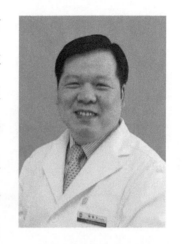 研究型医院学会分子诊断医学专业委员会肝病分子诊断学组委员等。

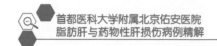

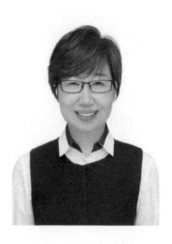

张晶　首都医科大学附属北京佑安医院肝病中心三科主任，兼脂肪性肝病诊疗中心暨减重中心主任，主任医师，教授，博士研究生导师。现任中华医学会肝病学分会脂肪肝与酒精性肝病学组委员及药物性肝损伤学组委员、中国研究型医院学会肝病专业委员会脂肪肝与酒精肝学组委员、北京医学会肝病学分会常委兼秘书、北京医学会健康管理学分会常委兼脂肪肝学组组长等职务。

序 言

　　首都医科大学附属北京佑安医院是一家以感染、传染及急慢性相关性疾病群体为主要服务对象和重点学科，集预防、医疗、保健、康复为一体的大型综合性医学中心，形成了病毒性肝炎与肝癌、获得性免疫缺陷综合征（艾滋病）与新发传染病、感染免疫与生物医学三大领域的优势学科。建有北京市肝病研究所、北京市中西医结合传染病研究所、国家中西医结合肝病重点专科、北京市乙型肝炎与肝癌转化医学重点实验室、北京市艾滋病重点实验室、北京市重大疾病临床数据样本资源库、首都医科大学肝病与肝癌临床研究所、北京市国际科技合作传染病转化医学基地。

　　作为感染性和传染性疾病的临床救治中心，首都医科大学附属北京佑安医院承担着北京市，乃至全国突发公共卫生事件及重大传染病的应急和医疗救治任务，积累了大量宝贵的临床经验。随着医学科技的进步，临床专业的划分与定位也日趋精细，对疾病诊疗精准化要求也不断提升。为让临床医生更好地掌握诊治思路、锻炼临床思维、提高诊疗水平，我们将收治的部分典型或疑难病例进行了分门别类的整理，并加以归纳总结和提炼升华，以期将这些宝贵的临床经验更好地留存和传播。

　　本套丛书是典型及疑难病例的汇编，是我院16个重点学科临床经验的总结和呈现，每个病例从主要症状、体征入手，通过病例特点的分析，逐步抽丝剥茧、去伪存真，最终找到疾病的本质，给予患者精准的诊疗。每个病例均通过对临床诊疗的描述，展示出作者的临床思维过程，最后再以病例点评的形式进行总结，体现了理论与实践的结合、多学科的紧密配合，是科室集体智慧的结晶，是编者宝贵经验的精华，相信对大家开拓临床思维、提高临床诊疗水平有所裨益。

本套丛书的编写得到了首都医科大学附属北京佑安医院广大专家们的大力支持和帮助，在此表示感谢。但由于水平有限，书中难免出现错漏之处；加之医学科学快速发展，部分观点需要及时更新，敬请广大读者批评指正。我们也将在提升医疗水平的同时，持续做好临床经验的总结和分享，与大家共同进步，惠及更多的同行与患者。

金荣华

前　言

　　非酒精性脂肪性肝病已成为我国第一大慢性肝病，也是健康体检肝脏生物化学指标异常的首要原因。此外，由于我国人口基数庞大、临床药物种类繁多、人群不规范用药较为普遍，医务人员和公众对药物安全性问题的认知尚不够，因此，药物性肝损伤发病率有逐年升高的趋势。

　　本书主要聚焦脂肪肝与药物性肝损伤两大类非感染性肝病，着眼于常见病和多发病，同时兼顾疑难病例与少见病例，精选出27例临床病例。我们遵从临床实际流程，以主诉、现病史和体征为切入点，结合肝脏疾病相关的实验室检查和影像学检查，注重诊断要点的分析，部分病例还突出MDT思维，由此制定治疗原则，包括临床随访和最终结局，向读者呈现诊疗每个病例的完整过程。在"病例分析"和"病例点评"部分，我们以中国《非酒精性脂肪性肝病防治指南（2018更新版）》和《药物性肝损伤诊治指南》（2015版）为总纲领，以突出诊疗的规范化作为最重要的原则，结合国内外新的诊疗进展，力争将该病例讲通说透，既照顾到基层医生的诊疗实际需求，也讨论了疾病诊治过程中的临床体会、经验和教训。临床工作不仅要规范，还应强调个体化精准诊疗。

　　临床工作纷繁复杂，真相也许不止一面。囿于编者的学识和水平，加上编写时间短，本书定有不少疏忽或不足，我们真诚地希望能够得到读者和同人的批评和指正，以便有机会再版时进行修正，更好地服务于广大临床医务人员。

柳雅立　张晶

目 录

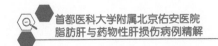

病例 1
丙型肝炎肝硬化合并高血压
脑出血后遗症

病历摘要

【基本信息】

患者，女，65岁，2个月前因腹胀伴间断呕吐胃内容物在当地医院就诊，发现肝功能异常，ALT 39.5 U/L，AST 84.1 U/L，TBIL 56.4 μmol/L，抗 HCV（＋），腹部 CT 提示肝硬化，腹腔积液，脾大，食管胃底静脉曲张。当地医院诊断为"丙肝肝硬化，腹水"，为进一步诊治来我院就诊。患者无慢性肝病史及肝病家族史，20 年前曾因手术有输血史；高血压史 10 年余，血压最高达 200/110 mmHg，1 年前发生脑出血，之后下肢行走障碍，现规律服用氨氯地平和比索洛尔降压治疗，血压维持在

笔记

1

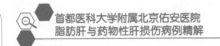

120 ～ 135/80 ～ 90 mmHg，无头晕、头痛及感觉异常等症状。

【体格检查】

体温 36.7℃，血压 128/90 mmHg，心率 68 次 / 分，神志清，精神可，慢性肝病面容，蜘蛛痣（+），肝掌（+），皮肤、巩膜轻度黄染，双肺呼吸音清，心律齐，腹软，肝脾肋下未触及，全腹压痛（－），反跳痛（－），移动性浊音（－），下肢水肿（－），扑翼样震颤（－），踝阵挛（－）。

【辅助检查】

入院后检查：HCV-RNA 1.23 × 10^3 IU/mL，查 HCV-RNA 1b 基因型，WBC 4.29× 10^9/L，HGB 103.0 g/L，PLT 112× 10^9/L，ALT 35.4 U/L，AST 75.1 U/L，TBIL 50.9 μmol/L，DBIL 28.6 μmol/L，ALB 29.9 g/L，A/G 0.56，GGT 136.4 U/L，SCr 46.3 μmol/L，eGFR 106.57 mL/（min·1.73 m^2），GLU 5.00 mmol/L，UA 267.2 μmol/L。PTA 50.0%，AFP 12.26 ng/mL，抗 HIV（－）。乙肝五项：HBsAb（+），HBeAb（+），HBcAb（+），HBV-DNA（－），自身抗体（－）。胃镜诊断：食管静脉曲张（重度），胃静脉曲张，门脉高压性胃病。腹部超声：肝硬化，脾大，门静脉、脾静脉增宽，侧支循环形成，腹水少量。EKG：窦性心律，非特异性 ST-T 段异常。

【诊断及诊断依据】

诊断：丙型肝炎肝硬化失代偿期，腹水，门脉高压症，食管静脉曲张（重度），门脉高压性胃病，低蛋白血症，高血压3级（很高危），脑出血后遗症期，贫血（轻度）。

诊断依据：患者入院检查 HCV-RNA 1.23×10^3 IU/mL，1b

基因型。胃镜诊断：食管静脉曲张（重度），胃静脉曲张，门脉高压性胃病。腹部超声：肝硬化，脾大，门静脉、脾静脉增宽，侧支循环形成，腹水少量。输血史（＋）。故患者符合丙肝肝硬化临床诊断标准。

【治疗】

综合患者的检查资料，目前患者病情已进展至丙肝肝硬化失代偿阶段，Child-Pugh B 级，故提出相应的抗 HCV 治疗方案：索磷布韦、维帕他韦联合利巴韦林治疗 12 周。患者开始抗病毒治疗 2 周后复查，WBC 3.80×10^9/L，RBC 3.59×10^{12}/L，HGB 109.0 g/L，PLT 96×10^9/L，ALT 29.4 U/L，AST 68.6 U/L，TBIL 49.8 μmol/L，DBIL 28.7 μmol/L，ALB 28.5 g/L，A/G 0.53，GGT 136.8 U/L，SCr 46.3 μmol/L，eGFR 100.03 mL/（min·1.73 m²），GLU 4.80 mmol/L，UA 303.0 μmol/L，AFP 8.1 ng/mL，PTA 53.0%，HCV-RNA ＜ 1.50E+1 IU/mL（精确法），病毒应答好。治疗 6 周后复查，HCV-RNA 未检测到（精确法），WBC 5.86×10^9/L，RBC 3.42×10^{12}/L，HGB 109.0 g/L，PLT 151×10^9/L，ALT 32.1 U/L，AST 67.7 U/L，TBIL 92.1 μmol/L，DBIL 41.5 μmol/L，ALB 32.9 g/L，A/G 0.52，GGT 120.3 U/L，SCr 56.9 μmol/L，eGFR 93.47 mL/（min·1.73 m²），GLU 5.37 mmol/L，UA 459.4 μmol/L，AFP 9.15 ng/mL，PTA 56.0%。尿常规：尿色浅黄，尿蛋白（－），尿潜血（－），尿胆红素（－）。患者未诉乏力、食欲缺乏、牙龈出血等症状，继续索磷布韦、维帕他韦联合利巴韦林抗病毒治疗。治疗 10 周后检查：WBC 5.39×10^9/L，RBC 3.02×10^{12}/L，HGB 100.0 g/L，PLT 163×10^9/L。尿常规：尿色浅黄，尿蛋白（－），尿潜血（－），

尿胆红素（–）；ALT 30.4 U/L，AST 62.7 U/L，TBIL 97.2 μmol/L，DBIL 45.6 μmol/L，ALB 33.1 g/L，A/G 0.56，GGT 80.1 U/L，SCr 55.7 μmol/L，eGFR 94.13 mL/（min·1.73 m^2），GLU 5.61 mmol/L，UA 466.9 μmol/L，AFP 15.63 ng/mL，PTA 55.0%，HCV-RNA 未检测到（精确法）。腹部超声：肝硬化，脾大，肝脏回声不均，呈斑片状高、低回声。患者未诉乏力、食欲缺乏、厌油、发热及腰背痛等不适，继续抗 HCV 治疗至 12 周结束。现患者在随诊中。

病例分析

随着我国多个直接抗病毒药物（direct-acting antivirals，DAAs）的获批上市，开启了抗 HCV 治疗的新时代。DAAs 上市之前，聚乙二醇干扰素联合利巴韦林（polyethylene glycol interferon-ribavirin，PR）方案是 HCV 感染者接受抗病毒治疗的主要方案，该治疗方案的绝对禁忌证包括处于失代偿期的肝硬化患者。目前的临床研究暂未有关于 DAAs 绝对禁忌证的报道。针对 HCV 生活周期中病毒蛋白靶向特异性治疗的小分子药物主要有非结构蛋白（non-structural protein，NS）3/4A 蛋白酶抑制剂、NS5A 抑制剂和 NS5B 聚合酶抑制剂等。不同类型的 DAAs 有不同的联合方案，有的 DAAs 联合方案适用于所有基因型 HCV 感染者，有的仅适用于某些基因型。

对于肝硬化患者尤其是 Child-Pugh B/C 级的失代偿肝硬化患者，因为这些患者一般年龄相对较大，容易伴发其他疾病，或者同时应用其他药物，所以抗 HCV 治疗时应当在专家指导下进行，并密切观察药物的不良反应。

本病例为老年失代偿肝硬化患者，属于PR方案绝对禁忌证人群，因此抗病毒治疗方案选择索磷布韦、维帕他韦联合利巴韦林治疗12周。患者有高血压基础病，服用氨氯地平和比索洛尔联合降压治疗，研究报告索磷布韦不经过肝脏细胞色素P450酶代谢，氨氯地平主要通过肝脏CYP450代谢，同时经P-糖蛋白转运，维帕他韦也是P-糖蛋白的底物，查阅相关药物-药物相互作用（drug-drug interactions，DDI）文献，确定患者服用降压药与抗HCV治疗方案所选DAAs无DDI后，开始抗HCV治疗。服药2周监测HCV-RNA阴转，抗病毒治疗应答反应佳，且肾功能、GLU正常，肝功能也有好转。患者在1年前患有脑出血，治疗过程中密切观察血压平稳，无自发出血表现。治疗6周时监测血总胆红素上升，以间接胆红素升高为主，考虑可能为利巴韦林引起的RBC破坏增加，但同时查RBC及HGB未见下降，故未减少利巴韦林剂量，密切随诊中监测网织红细胞计数正常，尿潜血、尿蛋白均阴性，患者未诉不适症状，顺利完成12周DAAs抗HCV治疗，现停药随访中。

此外，患者在基线时AFP已有轻度升高，腹部影像检查未发现肝内占位性病变，治疗过程中动态监测AFP，AFP未随HCV清除及肝酶指标恢复正常而下降，因此，该患者在停药后的随访中还需要密切监测腹部CT、MRI。

病例点评

系统综述和大量的队列研究显示，肝硬化和明显肝纤维

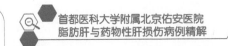
化的患者获得持续病毒学应答（sustained virologic response，
SVR）后，临床上出现失代偿和肝细胞癌（hepatocellular
carcinoma，HCC）的概率明显降低，但 DAAs 治疗后对丙型肝
炎肝硬化和失代偿患者的并发症及 HCC 的长期影响还缺乏充
足大样本数据。

参考文献

1. 中国肝炎防治基金会，中华医学会肝病学分会，中华医学会感染病学分会 . 丙型
肝炎直接抗病毒药物应用中的药物相互作用管理专家共识 [J]. 临床肝胆病杂志，
2018，34（9）：1855-1861.

2. European Association for the Study of the Liver. EASL recommendations on treatment
of hepatitis C 2018[J]. J Hepatol，2018，69（2）：461-511.

3. 王琴，饶慧瑛，于宁，等 . 成人慢性丙型肝炎合并疾病及用药现状分析 [J]. 中华
肝脏病杂志，2018，26（3）：225-232.

4. 王琴，饶慧瑛，魏来 . 基于真实世界丙型肝炎合并疾病的潜在药物相互作用及用
药推荐 [J]. 中华肝脏病杂志，2018，26（3）：209-224.

（高冀蓉）

病例 2
酒精性肝病合并相关精神障碍

病历摘要

【基本信息】

患者，男，43岁，因"乏力、腹胀6月余，黑便2周"于2018年6月到我院就诊。6个月前患者饮酒后出现乏力、腹胀，未去医院就诊，亦未戒酒，每日平均饮啤酒10瓶，2周前发现排黑便3次，伴头晕、心悸、气短，遂赴当地医院就诊。追问病史，患者长期大量饮酒约25年。当地医院检查血常规：WBC 15.88×10^9/L，HGB 72 g/L，PLT 98×10^9/L。肝功能：ALT 135.6 U/L，AST 212.8 U/L，TBIL 201.0 μmol/L。经止血、输血、抑酸、保肝及补液等治疗，患者活动性出血停止，大便正常。行腹部 CT 提示肝硬化，腹水。胃镜检查提示食管静脉曲张。当地医院诊断"酒精性肝硬化，腹水"。患者病情持续进展，全身皮肤黄染、眼黄加深，食量减少，腹胀加重并伴腹痛、乏力，腿痛持续无缓解，不能行走，经常失眠。为进一步诊治入我院。

【体格检查】

体温 36.9 ℃，血压 114/76 mmHg，心率 114 次 / 分，消瘦，神志清，精神萎靡，计算力、定向力正常，慢性肝病面容，面部毛细血管扩张，皮肤、巩膜重度黄染，肝掌（＋），蜘蛛痣（＋），心律齐，双肺未闻及干、湿性啰音，腹饱满，全腹压痛、反跳痛（＋），脾大，移动性浊音（＋），下肢水肿（－），四肢肌肉萎缩，下肢肌力减低，扑翼样震颤可疑（＋），踝阵挛（＋）。

【辅助检查】

入院后检查血常规：WBC 15.06×10^9/L，PLT 145×10^9/L，HGB 81 g/L。肝功能：ALT 81.4 U/L，AST 97.8 U/L，TBIL 412.1 μmol/L，DBIL 308 μmol/L，TP 65.8 g/L，ALB 30.2 g/L，BUN 3.59 mmol/L，SCr 65.2 μmol/L，eGFR 113.14 mL/（min · 1.73 m²），LDH 161.0 U/L，CK 18.5 U/L，GGT 58.7 U/L，ALP 88.0 U/L，K^+ 3.55 mmol/L，Na^+ 133 mmol/L，Cl^- 99 mmol/L，Ca^{2+} 2 mmol/L。凝血检查：PTA 34%。EKG：窦性心动过速，心率 112 次 / 分。腹部超声：弥漫性肝病表现，不均匀脂肪肝，侧支循环形成，胆囊大，胆泥淤积，腹水中量。

【诊断及诊断依据】

诊断：酒精性肝硬化失代偿期，腹水，自发性细菌性腹膜炎，肝性脑病 1 期，门脉高压症，食管静脉曲张。

诊断依据：患者有长期饮酒史（超过 5 年），折合乙醇量 ≥ 40 g/d，临床症状有乏力、食欲缺乏、体重减轻、黄疸等。ALT 81.4 U/L，AST 97.8 U/L，TBIL 412.1 μmol/L，DBIL 308 μmol/L，TP 65.8 g/L，ALB 30.2 g/L，BUN 3.59 mmol/L，SCr 65.2 μmol/L，eGFR 113.14 mL/（min·1.73 m^2），WBC 15.06×10^9/L，PLT 145×10^9/L，HGB 81 g/L，抗 HAV IgM（－），乙肝五项（－），抗 HCV（－），抗 HEV（－），自身抗体（－）。腹部超声及 CT 检查提示肝硬化，脂肪肝，腹水。患者无长期用药史，故符合酒精性肝硬化临床诊断标准。

【治疗】

入院检查评估患者酒精性肝病的病情已进展为慢加亚急性肝衰竭。经积极保肝、抗感染、白蛋白支持及纠正肝性脑病等综合治疗，患者病情得到控制，食欲好转，腹胀减轻，腹水减少，凝血活动度升高，PTA 50%，血胆红素水平下降 TBIL 115.1 μmol/L，但患者仍诉乏力不能行走，伴双下肢肢体疼痛，腹痛持续不缓解，失眠，无发热、咽痛、咳嗽及咳痰，无腹泻和黑便。实验室检查：HCY 14.0 μmol/L，PCT 0.11 ng/mL，WBC 12.44×10^9/L，HGB 84 g/L，MCV 102.2 fL，PLT 159×10^9/L，K$^+$、Na$^+$、Cl$^-$、Ca^{2+} 均在正常水平。患者已有 1 个月未饮酒，考虑可能是酒精戒断所致，遂请精神科专家会诊，诊断为酒精戒断综合征，酒精致抑郁障碍，给予舍曲林

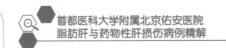

50 mg，每日1次，1周后加量至100 mg，每日1次，同时给予B族维生素，以及镇痛等对症治疗，5天后患者自感腹痛及下肢肢体痛均有显著缓解，下肢渐能恢复行走，3周后病情好转出院。

病例分析

酒精性肝病是我国常见的肝脏疾病之一，严重危害人民健康。它是由于长期大量饮酒所导致的肝脏疾病，病程类似于非酒精性脂肪性肝病。初期表现为脂肪肝，逐渐发展成酒精性肝炎、酒精性肝纤维化和肝硬化。严重酗酒时可诱发肝细胞坏死甚或肝衰竭，转氨酶升高，碱性磷酸酶、胆红素等也明显升高。酒精性肝硬化患者早期常无症状，晚期可出现与其他肝硬化类似的症状和体征。过度饮酒除带来酒精相关躯体障碍外，还会诱发酒精相关精神障碍和酒精依赖共病精神障碍。从本病例中可以看到，患者肝病病情经过综合治疗后，皮肤、眼睛黄染明显减轻，腹水消退，但患者临床症状却未见改善，仍诉乏力不能行走，伴双下肢肢体疼痛，腹痛持续无缓解，失眠，检查血淀粉酶、K^+、Na^+、PCT等均在正常水平，结合患者有长期大量饮酒史，考虑可能是酒精相关障碍所致。后经精神科医生会诊，明确诊断为酒精戒断综合征，酒精致抑郁障碍，给予相关治疗后病情逐渐好转。

酒精相关障碍涉及精神和躯体障碍两大部分，主要包括酒精相关精神障碍、酒精相关躯体障碍及酒精依赖共病精神障碍。酒精相关精神障碍可分为急性酒精中毒、酒精有害使用、酒精依赖、酒精戒断综合征和酒精所致精神障碍五大类。本病例主要表现为酒精戒断综合征（alcohol withdrawal syndrome，AWS），酒精戒断综合征是指酒精依赖患者突然停酒或减量后出现的一系列神经精神症状，一般在停酒后6～12小时，可出现手抖、恶心、呕吐、食欲缺乏、出汗、焦虑烦躁、乏力等症状，伴饮酒渴望。在停酒后24～36小时，可见肢体明显震颤或抖动、睡眠差，伴发热、心悸、血压升高等自主神经亢进的表现。这些症状在48～72小时达高峰，严重者可出现咀嚼困难、构音不清和共济失调、幻觉妄想、谵妄等症状，继之症状逐渐减轻，4～5天后躯体反应基本消失。其中，震颤是典型的戒断症状之一，谵妄是最严重的酒精戒断症状。本例患者在整个病程中不典型戒断症状持续时间较长，后经治疗症状得到缓解。

酒精的慢性作用所引起的酒精相关躯体障碍包括神经系统、心血管系统、消化系统、代谢和内分泌系统的疾病。酒精性肝病是最常见的消化系统疾病。本例患者除了酒精性肝硬化合并亚急性肝衰竭外，还合并其他躯体疾病如慢性酒精中毒性肌病、营养不良及B族维生素缺乏等，致使该例患者临床表现错综复杂。在酒精中毒性肌病患者中40%～60%可出现肌肉疼痛、肌无力和肌肉萎缩等骨骼肌损伤症状，肌肉萎缩和肌力减退是最常见的体征，常为四肢对称性分布，同时可伴有四肢远端对称性分布的感觉减退。本例患者亦有很突出的骨骼肌损伤症状和体征。

此外，在约50%酒精依赖患者中会共患精神障碍，酒精依赖共病精神障碍可进一步导致临床表现复杂化，临床诊断

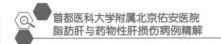

困难，需经多学科合作。主要共患焦虑障碍、心境障碍、精神分裂症、创伤后应激障碍、其他物质依赖及睡眠障碍等。本病例患者诉失眠，后经精神科专家会诊，明确患者罹患酒精致抑郁障碍、睡眠障碍，给予相关精神药物治疗后病情缓解出院。

病例点评

过度饮酒带来的酒精相关障碍是当今世界严重的医学和社会问题。酒精相关障碍涉及精神和躯体两大部分，主要包括酒精相关精神障碍、酒精相关躯体障碍及酒精依赖共病精神障碍，治疗上综合应用临床医学、精神医学、成瘾医学和社会心理康复等综合性治疗手段，需要多学科合作。

参考文献

1. 中华医学会肝病学分会脂肪肝和酒精性肝病学组，中国医生协会脂肪性肝病专家委员会.酒精性肝病防治指南（2018更新版）[J].中华肝脏病杂志，2018，26（3）：188-194.

2. LE BERRE A P, FAMA R, SULLIVAN E V. Executive functions, memory, and social cognitive deficits and recovery in chronic alcoholism: a critical review to inform future research[J]. Alcohol Clin Exp Res, 2017, 41（8）：1432-1443.

3. 郝伟，王学义，周小波，等.酒精相关障碍的临床表现[J].中国药物滥用防治杂志，2017，23（4）：192-195.

（高冀蓉）

病例 3
HIV/HCV 合并感染者 DAAs 治疗

病历摘要

【基本信息】

患者，男，47 岁，4 年前因持续发热 1 月余在当地医院就诊，检查发现 CD4$^+$ T 淋巴细胞数下降为 55/μL，进一步检查抗 HIV（＋），HIV-RNA 5.5×10^3 copies/mL，抗 HCV（＋），确定诊断为"艾滋病"，并开始拉米夫定（3TC）、替诺福韦（TDF）和依非韦伦（EFV）三联抗病毒治疗。患者否认静脉药物成瘾史，否认输血及单采血浆史，否认不洁性生活及同性性行为史；曾在当地口腔小诊所就诊。无其他系统性疾病史。

患者经三联抗 HIV 治疗后 1 个月，检查 HIV-RNA 低于检

13

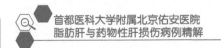

测下限，CD4$^+$T 淋巴细胞计数略有上升，为 74/μL，此后规律复查，HIV-RNA 始终低于检测下限，CD4$^+$T 淋巴细胞计数上升至 94/μL 后，未再继续上升。患者抗 HIV 治疗 2 年后，病情稳定，当地医院建议进一步完善 HCV 相关检查以判断是否需抗 HCV 治疗，遂来我院。

【体格检查】

神志清，精神可，慢性肝病面容，蜘蛛痣（－），肝掌（±），皮肤、巩膜未见黄染，双肺呼吸音清，心律齐，腹软，肝脾肋下未触及，全腹压痛（－），反跳痛（－），移动性浊音（－），下肢水肿（－），扑翼样震颤（－），踝阵挛（－）。

【辅助检查】

入院后检查：HCV-RNA 4.58×10^6 IU/mL，HCV-RNA 1b 基因型，WBC 4.62×10^9/L，HGB 135.0 g/L，PLT 112×10^9/L，尿生化（－），ALT 38.5 U/L，AST 25.6 U/L，TBIL 8.6 μmol/L，DBIL 2.6 μmol/L，ALB 45.0 g/L，A/G 1.56，GGT 49.4 U/L，SCr 67.5 μmol/L，eGFR 110.75 mL/（min • 1.73 m^2），GLU 5.09 mmol/L，UA 312.2 μmol/L，PTA 101.0%，AFP 2.39 ng/mL，CD4$^+$T 淋巴细胞 94/μL，抗 HIV（＋），HIV-RNA 检测不到。乙肝五项：HBsAb（＋），HBeAb（＋），HBcAb（＋），HBV-DNA（－），自身抗体（－）。腹部超声：肝硬化，脾大，门静脉、脾静脉增宽，FibroScan 7.4 kPa；EKG：窦性心律。

【诊断及诊断依据】

诊断：丙型肝炎肝硬化代偿期，脾大；获得性免疫缺陷综合征艾滋病期。

诊断依据：患者入院检查 HCV-RNA 4.58×10^6 IU/mL，HCV-RNA 1b 基因型。腹部超声：肝硬化，脾大，门静脉、脾静脉增宽，FibroScan 7.4 kPa。故患者符合丙肝肝硬化诊断标准。

【治疗】

患者目前肝病已发展至丙肝肝硬化代偿期，并继续 3TC、TDF 和 EFV 三联抗 HIV 治疗，综合病史资料，抗 HCV 治疗方案为：索非布韦（sofosbuvir，SOF）+ 雷迪帕韦（ledipasvir，LDV）+ 利巴韦林（ribavirin）12 周。患者抗 HCV 治疗 2 周后第一次检查：WBC 3.95×10^9/L，HGB 130.0 g/L，PLT 112×10^9/L，ALT 41.7 U/L，AST 29.7 U/L，TBIL 8.3 μmol/L，DBIL 3.7 μmol/L，ALB 47.2 g/L，A/G 1.34，GGT 38.9 U/L，SCr 75.8 μmol/L，eGFR 105.60 mL/（min·1.73 m^2），GLU 5.16 mmol/L，UA 346.2 μmol/L。PTA 100.6%，HCV-RNA ＜ 1.50E+1 IU/mL，病毒应答反应好，患者未诉不适症状，此后规律复查。治疗 4 周时检查：WBC 4.62×10^9/L，HGB 132.0 g/L，PLT 113×10^9/L，尿生化（−），ALT 31.6 U/L，AST 34.8 U/L，TBIL 10.0 μmol/L，DBIL 2.8 μmol/L，ALB 41.0 g/L，A/G 1.11，GGT 36.4 U/L，SCr 68.3 μmol/L，eGFR 106.57 mL/（min·1.73 m^2），GLU 5.00 mmol/L，UA 365.7 μmol/L，K^+ 4.28 mmol/L，Na^+ 140.9 mmol/L，Cl^- 101.3 mmol/L，PTA 93.0%，AFP 3.42 ng/mL，HCV-RNA 未检测到，HCV 清除，$CD4^+$ T 淋巴细胞 110/μL，较基线水平有上升，仍未诉不适。继续治疗至 12 周检查：WBC 5.89×10^9/L，HGB

138.0 g/L，PLT 135×10⁹/L，尿生化（－），ALT 34.2 U/L，AST 24.4 U/L，TBIL 8.6 μmol/L，DBIL 6.3 μmol/L，ALB 49.4 g/L，A/G 1.56，GGT 34.3 U/L，SCr 73.6 μmol/L，eGFR 113.24 mL/（min·1.73 m²），GLU 5.17 mmol/L，UA 259.6.1 μmol/L，PTA 98.7%，HCV-RNA 未检测到，CD4⁺T 淋巴细胞 139/μL，仍有上升。患者结束 12 周 DAAs 治疗后继续随诊，4 周时检查：WBC 4.96×10⁹/L，HGB 140.0 g/L，PLT 129×10⁹/L，尿生化（－），ALT 31.9 U/L，AST 24.3 U/L，TBIL 7.7 μmol/L，DBIL 5.8 μmol/L，ALB 45.4 g/L，A/G 1.59，SCr 69.7 μmol/L，eGFR 115.60 mL/（min·1.73 m²），GLU 5.79 mmol/L，UA 349.6.2 μmol/L，PTA 95.3%，HCV-RNA 未检测到，CD4⁺T 淋巴细胞 131/μL，未有持续上升。乙肝五项：HBsAb（＋），HBeAb（＋），HBcAb（＋），HBV-DNA（－），目前患者仍在停药后随诊。

病例分析

　　传统的抗 HCV 方案——聚乙二醇干扰素（pegylated interferon，Peg-IFN）联合利巴韦林（ribavirin，RBV），对 HIV/HCV 合并感染者的有效率低于单纯 HCV 感染者，且疗程长，应用过程中可能还会出现严重不良反应。DAAs 在 HIV/HCV 合并感染者和单纯 HCV 感染者中有相似的 SVR。2018 年欧洲肝病学年会提出索非布韦/雷迪帕韦联合使用是 HIV/HCV 共同感染者的最佳选择。

　　本例 HIV/HCV 共感染患者在拉米夫定、替诺福韦、依非韦伦联合抗 HIV 治疗基础上，选用 SOF/LDV 联合 RBV 抗 HCV 治疗。需要注意的问题是，DAAs 与抗反转录病毒药物（antiretrovirals，ARV）的相互作用。所谓药物 - 药物相互作用是指联合应用 2 种或 2 种以上的药物时，药物在机体内相互影响而使疗效发生变化或产生药物不良反应。

拉米夫定、替诺福韦属于核苷类反转录酶抑制剂（nucleoside reverse transcriptase inhibitors，NRTIs），一项针对 HIV/HCV 合并感染者联合应用 3TC、FTC、AZT、TDF 与 SOF 研究未发现 DDI，SOF 是 P- 糖蛋白的底物，在人体代谢过程中并不通过 CYP450 代谢，对 CYP450 及其家族影响甚微，更适宜与其他药物搭配使用，所以是治疗 HIV/HCV 合并感染者的一个理想选择。美国相关指南指出：对于 Cr 清除率＜ 60 mL/min 的 HIV/HCV 合并感染者，应避免 TDF 与 LDV/SOF 联合使用。同时指出对于 TDF 与增强型蛋白酶抑制剂必须同时使用的患者，则应在抗 HCV 治疗过程中每 2 ～ 4 周监测其肾功能、电解质、GLU、尿常规。该患者治疗过程中密切随访，肝功能、肾功能、电解质、GLU 及尿常规均正常，且 HCV-RNA 应答反应好，也未诉不适症状。

依非韦伦是非核苷类反转录酶抑制剂（non-nucleoside reverse transcriptase inhibitors，NNRTIs），一项针对健康志愿者评估 EFV 与 SOF 相互作用的研究发现，EFV 和 SOF 的血药浓度均没有变化。另一项关于 HIV/HCV 合并感染的研究也未发现 EFV 与 SOF 的相互作用。此外，一项关于抗反转录酶药物与 LDV 或 LDV/SOF 的相互作用对健康志愿者的影响的研究中，并未发现 EFV 与 LDV 有临床意义的相互作用。

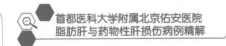

研究表明，HIV 感染患者合并 CD4$^+$T 细胞 < 200/μL 时予以抗 HCV 治疗可以增加 CD4$^+$T 细胞水平。该患者抗 HCV 治疗基线时的 CD4$^+$T 淋巴细胞为 94/μL，在 12 周 DAAs 治疗过程中，可见 CD4$^+$T 淋巴细胞数随 HCV 清除也有升高，但尚未 > 200/μL，可能是因为治疗及停药时间较短，应密切随访观察。

病例点评

HIV 与 HCV 具有共同的传播途径，故二者常合并感染。这部分患者 DAAs 治疗方案同单独 HCV 感染一样，但 HIV/HCV 混合感染患者治疗数据较少。对 HIV/HCV 合并感染者进行抗 HCV 治疗时，不建议停用抗反转录病毒治疗，故 DDI 是医生及患者面临的主要问题，需继续关注 ARV 与 DAAs 的相互作用，以及 DAAs 治疗后 CD4$^+$T 淋巴细胞数的变化。

参考文献

1. European Association for the Study of the Liver. EASL recommendations on treatment of hepatitis C 2018[J]. J Hepatol, 2018, 69（2）：461-511.
2. RODRIGUEZ-TORRES M, GAGGAR A, SHEN G, et al. Sofosbuvir for chronic hepatitis C virus infection genotype 1-4 in patients coinfected with HIV[J]. J Acquir Immune Defic Syndr, 2015, 68（5）：543-549.

（高冀蓉）

病例 4
非酒精性脂肪性肝炎

📋 病历摘要

【基本信息】

患者，男，49岁，主因"反复肝功能异常2年"入院。患者于2年前体检发现肝功能异常（具体不详），B超提示轻度脂肪肝，当时无自觉不适。当地医院诊断脂肪肝，嘱患者控制体重，门诊随访。患者每年复查肝功能2～3次，肝功能均轻度异常（ALT波动在70～100 U/L），间断服用保肝药物（多烯磷脂酰胆碱、护肝宁）。2天前再次门诊复查时发现ALT为210 U/L。为求进一步诊治收入我院。

既往史：体健，无烟酒嗜好。

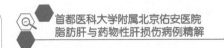
【体格检查】

体温 36.8 ℃，呼吸 12 次 / 分，血压 95/64 mmHg，脉搏 72 次 / 分，体重指数 25 kg/m²，腰围 102 cm。一般情况：神志清，精神可，肝掌（−），蜘蛛痣（−），皮肤、巩膜无黄染，心肺（−），腹部平软，全腹无压痛及反跳痛，肝脾肋下未触及，肝区无叩击痛，移动性浊音（−）。

【辅助检查】

实验室检查提示肝功能（2017-3-7）：ALT 99.4 U/L，AST 42.2 U/L，TBIL 19.0 μmol/L，ALB 48.0 g/L；CHE 9517 U/L，PT 11.7 s，GLU 5.26 mmol/L。全血细胞分析（2017-3-7）：WBC 6.53×10^9/L，HGB 157.0 g/L，PLT 271×10^9/L；GLU 4.91 mmol/L，血脂 TG 1.01 mmol/L，CHOL 4.59 mmol/L。CER 0.212 g/L。乙肝五项（−），抗 HCV（−），抗 HAV（−），抗 HEV（−），抗 HIV（−），RPR（−），自身抗体（−）。

B 超（2017-3-8）：脂肪肝；肝内多发片状低回声——低脂区可能。血管超声（2017-3-8）：双侧颈动脉管腔结构清晰，内中膜不厚，未见明确异常。肝脏弹性测定（2017-3-8）：CAP 339 dB/m，LSM 59.3 kPa。心电图提示窦性心律，正常心电图。

肝穿刺病理（2017-9-4）：非酒精性脂肪性肝炎，NAS：2+2+1=5 分，纤维化 S1a。免疫组化：HBsAg（−），HBcAg（−），CK7（胆管 +），CK19（胆管 +）。

【诊断及鉴别诊断】

诊断：非酒精性脂肪性肝炎（nonalcoholic steatohepatitis，NASH）。

诊断依据：依据临床症状、体征、实验室检查、影像学检查及肝组织病理活检，NASH 诊断明确。

鉴别诊断：该病可与以下几种疾病相鉴别。①病毒性肝炎：患者可出现肝功能异常，实验室相关检查可发现 HBV 或 HCV 等嗜肝病毒感染证据，本病例患者嗜肝病毒均阴性，故可排除此诊断。②自身免疫性肝炎：患者通常为女性，可出现肝功能异常，自身抗体及免疫球蛋白常出现异常，可见抗核抗体及 IgG 增高，胆管酶异常，肝穿活组织检查有助于诊断。本病例患者肝穿刺病理提示 NASH 5 分，未见界面炎症改变，因此可除外自身免疫性肝炎（autoimmune hepatitis，AIH）诊断。③药物性肝损伤：通常有用药史，其后出现肝功能异常，血清学检查除外嗜肝病毒血症感染，肝穿刺活组织检查可明确诊断。

【治疗】

改变不良生活方式尤为重要，根据 2016 年欧洲肝病学会药物性肝损伤指南推荐意见，NASH 患者尤其是纤维化≥ F2 者应该进行药物治疗，药物治疗 6 个月后 ALT 无明显下降则停药。

（1）合理膳食：建议超重患者依据并发症和个人喜好严格限制能量摄入。理想情况下减重至少＞ 10%（每周 0.5 ～ 1 kg）。脂肪摄入量应少于总热量的 30%，饱和脂肪酸应低于总脂肪摄入的 10%；每日果糖摄入量在总糖类的 5% 以下。不推荐较低热量食物摄入（500 ～ 800 kcal/d）。

（2）饮食模式：患者采用地中海式低脂饮食模式，建议每

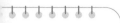 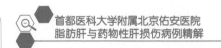

天至少食用 50 g 或 4 汤匙橄榄油，同时作为非酒精性脂肪性肝病的初级预防。不推荐食用加工食品和含有果糖的苏打水。避免饮酒，非酒精性脂肪性肝病患者男性饮酒量应控制在 30 g/d 以下，女性控制在 20 g/d 以下。NASH 和进展期肝纤维化患者作为终末期肝病进展的高危人群，应该严格戒酒。

（3）体育锻炼：运动是非常有益的生活方式。运动需长期坚持。最低运动量为每周 5 天（每次至少 30 分钟）的中等强度运动或者每周 3 天（每次至少 20 分钟）的剧烈运动。Child-Pugh A、B 级肝硬化的儿童建议通过锻炼与饮食相结合，来进行减重和改善心肺功能。

（4）药物治疗：常用药物有以下几种。①维生素 E：800 mg/d，可以降低成人非肝硬化和非糖尿病 NASH 患者的血清转氨酶水平，改善肝组织学病变，但尚需进一步研究。维生素 E 可增加患前列腺癌的风险，老年男性患者长期服药时应当谨慎。②吡格列酮：为胰岛素增敏剂，可用于合并糖尿病的非酒精性脂肪性肝病患者，但治疗过程中患者体重不易控制。根据个人疗效情况，建议 NASH 患者可服用吡格列酮 45 mg/d。治疗 6 个月后转氨酶无变化可视为治疗无效。③利拉鲁肽（liraglutide）：人胰高糖素样肽 -1（GLP-1）类似物，具有多重降糖机制，而且能够用来减肥和改善胰岛素抵抗，适用于治疗肥胖的 2 型糖尿病患者。

【随访】

肝脏弹性测定（2017-10-26）：CAP 267 dB/m，LSM 4.7 kPa。

肝功能（2018-12-27）：ALT 101.0 U/L，AST 51.1 U/L，TBIL

21.0 μmol/L，ALB 47.4 g/L，CHE 9868 U/L，PT 11.2 s，GLU 5.09 mmol/L。全血细胞分析（2018-12-27）：WBC 4.86×10^9/L，HGB 157.0 g/L，PLT 294×10^9/L。血脂：TG 1.72 mmol/L，CHOL 5.28 mmol/L。BMI（2019-4-2）24 kg/m^2。

🩺 病例分析

患者为中年男性，腰围＞ 90 cm，BMI ＞ 23 kg/m^2，属于肥胖人群。结合病史及入院前后相关检查，故考虑该患者为NASH。

脂肪性肝病是以肝细胞脂肪过度贮积和脂肪变性为特征的临床病例综合征。根据病因脂肪性肝病分为酒精性脂肪性肝病（由于长期大量饮酒导致的肝脏疾病）和非酒精性脂肪性肝病，非酒精性脂肪性肝病（non-alcoholic fatty liver disease，NAFLD）是指除外酒精和其他明确的肝损伤因素所致的，以肝脏脂肪变性为主要特征的临床病例综合征。脂肪性肝炎诊断：对于非酒精性脂肪性肝病初诊患者，详细了解 BMI、腰围、代谢性危险因素、并存疾病和血清生物化学指标，可以综合判断是否为 NASH 高危人群。代谢综合征、血清 ALT、细胞角蛋白 -18 M30 和 M65 水平持续升高，提示非酒精性脂肪性肝病患者可能存在 NASH，需要进一步的病理检查结果证实。血清 ALT 正常并不意味着无肝组织炎症损伤，ALT 增高亦未必是 NASH。肝组织活检至今仍是诊断 NASH 的金标准。

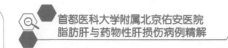

病例点评

通常正常人肝内脂肪含量为 2% ～ 4%，当肝脏脂肪含量超过 5% 时称为脂肪肝。脂肪肝的疾病谱包括单纯性脂肪肝、脂肪性肝炎、肝硬化和肝癌。在涉及配对肝活组织检查的自然史研究中，约 25% 单纯性脂肪肝患者会在 3 年内进展为 NASH。现有的影像学技术和实验室检查等无创方法并不能准确区分单纯性脂肪肝和脂肪性肝炎，准确区分的手段是肝组织病理检查。在亚洲人群中高发的特殊类型瘦人脂肪肝（lean- 非酒精性脂肪性肝病）中 50% 患者存在肝穿刺证实的 NASH。

NASH 的概念在 1980 年由 Ludwing 等从病理学角度首次提出，病理上可见 5% 以上肝细胞脂肪变合并小叶内炎症和肝细胞气球样变。不合并肝纤维化或仅有轻度肝纤维化（F0 ～ 1）为早期 NASH，合并显著肝纤维化或间隔纤维化（F2 ～ 3）为纤维化性 NASH。

鉴于酒精性脂肪性肝病与非酒精性脂肪性肝病的影像学和病理学改变相似，两者的鉴别仍主要依靠详细的病史问询和临床表现。近年来，我国非酒精性脂肪性肝病患病率呈逐年增长趋势。新近一项国际多中心研究表明，成人肥胖和 2 型糖尿病患病率的数据，建立了用于评估非酒精性脂肪性肝病和 NASH 进展的 Markow 模型，该模型表明随着人口老龄化，全球非酒精性脂肪性肝病将会出现中等程度的增长（0 ～ 30%），NASH 的患病率将增加 15% ～ 56%。有报道称亚洲诸多地区 NASH 患病率在 2% ～ 3%，我国一般人群 NASH 患病率为 1.9% ～ 2.2%。NASH 是一种慢性进行性肝病，是由于肝脏中的脂肪积累，导致肝脏出现炎症。亚洲人群的 NASH 总体患病率不详。亚洲人群肝活组织检查发现 63.5% 肝组织出现 NASH 病变。NASH 可以导致肝脏纤维化，如果不加以治疗，NASH 患者可能会出现肝硬化、肝衰竭及肝癌。

参考文献

1. 刘应莉，张秋瓒.《2017 年亚太工作组非酒精性脂肪性肝病指南》摘译 [J]. 临床肝胆病杂志，2017，33（12）：2278-2282.

2. YOUNOSSI Z M，KOENID A B，ABDELATIF D，et al. Global epidemiology of nonalcoholic fatty liver disease-Meta-analytic assessment of prevalence, incidence, and outcomes[J]. Hepatology，2016，64（1）：73-84.

3. SANYAL A J. Global perspectives on non-alcohoic fatty liver disease and non-alcohoic steatohepatitis[J]. Nat Rev Gastroenterol Hepatol，2019，16（6）：377-386.

（刘义荣）

病例 5
非酒精性脂肪性肝病相关肝癌

病历摘要

【基本信息】

患者，男，57岁，主因"肝病史16年，乏力1周"入院。患者于16年前体检发现肝功能异常就诊于我院，并行肝脏穿刺活检术，病理诊断提示脂肪肝、肝硬化，出院诊断为非酒精性脂肪性肝病相关肝硬化。2002—2004年先后4次因肝硬化失代偿期、上消化道出血收住我院治疗，于2004年4月行脾脏切除＋门脉断流术，术后未再发生出血。2009年B超提示：肝右叶结节性肝癌可能，当时肝功能正常，AFP 201 ng/mL，遂收住我院，入院后行肝动脉导管化疗栓塞术（transcatheter hepatic arterial chemoembolization，TACE），术中确诊原发性肝癌。术后第 3 周，依据上腹部平扫 CT，再次行肝癌射频消融（radiofrequency ablation，RFA）治疗，住院护肝治疗 1 周后甲胎蛋白降至正常，患者肝功能正常出院。出院后服用保肝药物 2 个月后停用。每 3 个月复查 B 超，每 6 个月复查上腹部 MRI、甲胎蛋白及肝肾功能，未见明显异常。近 1 周患者出现乏力，食欲尚可，无厌油、腹胀、恶心等不适，偶有头晕，大便每日 5～6 次，小便正常，近期体重无明显变化。

既往史：平素体健，无饮酒嗜好，生于北京。其父亲于 2010 年 4 月死于肺心病，否认肿瘤家族史。

【体格检查】

体温 36.5℃，呼吸 20 次 / 分，血压 130/70 mmHg，脉搏 70 次 / 分，体重指数 26 kg/m²，腰围 110 cm。神志清，面色晦暗，蜘蛛痣（－），巩膜无黄染，双肺呼吸音清，心率 70 次 / 分，心律齐，腹部平软，未见静脉曲张，无压痛及反跳痛，肝脾肋下未触及，移动性浊音（－），肝区叩击痛（－），肠鸣音 3 次 / 分，无双下肢水肿，扑翼样震颤（－），踝阵挛（－）。

【辅助检查】

入院后查肝功能血生化：ALT 68.5 U/L，AST 51.4 U/L，TBIL 26.1 μmol/L，ALB 42 g/L，GGT 80.7 U/L，PT 13.2 s。全血细胞分析：WBC 6.54×10⁹/L，HGB 121.0 g/L，PLT 222×10⁹/L；GLU 4.12 mmol/L；TG 1.18 mmol/L，CHOL 3.87 mmol/L。乙肝五项（－），抗 HCV（－），抗 HAV（－），抗 HEV（－），抗 HIV（－），RPR（－），自身抗体（－）。

影像学检查：上腹部增强 CT（2018-5-2）示肝硬化，脾切除术后，少量腹水，侧支循环形成，门脉左支栓子不除外；胆囊炎。肝门区及腹膜后多发淋巴结，炎症反应性增生。

B 超（2010-8-1）：肝介入治疗术后肝硬化（脾切除术后）；门静脉增宽；肝右叶实性结节性质待定；胆囊炎。B 超（2018-4-19）：肝内占位介入治疗术后；肝内多发低回声结节性质待定；肝硬化（脾切术后），腹水（大量）。

心电图：窦性心律，正常心电图。

内镜结果（2010-8-1）：食管静脉重度曲张；胃静脉曲张；门脉高压性胃病。

【诊断及鉴别诊断】

诊断：非酒精性脂肪性肝硬化失代偿期，腹水；脾切术 + 断流术后；门脉高压性胃病；肝癌介入治疗术后。

诊断依据：患者于 16 年前肝穿刺病理组织检查结合血清学检查已确诊为非酒精性脂肪性肝病相关肝硬化。先后 4 次因上消化道出血在我院治疗，2018 年 4 月我院 CT 提示肝硬化，腹水，结合血清学检查，目前非酒精性脂肪性肝病相关肝硬化失代偿期诊断明确。患者于 2010 年住院期间（非酒精性脂肪性肝病相关肝硬化病史 6 年后）腹部 CT 提示肝占位肝癌可能性大，结合当时甲胎蛋白增高，肝动脉导管化疗栓塞术中碘油造影所见提示肝癌，遂给予化疗，术后 3 周依据上腹部 CT 平扫造影剂聚集部位，给予局部射频消融治疗，术后 AFP 降至正常。据此支持 2010 年非酒精性脂肪性肝病相关肝癌诊断。

鉴别诊断：主要与以下几种疾病相鉴别。①肝脓肿：患者常伴发热、腹痛；血清学相关检查提示白细胞增高，通常以中性粒细胞增高为主，C 反应蛋白增高，降钙素原增高，血培养可出现阳性结果；上腹部增强 CT 可见造影后脓肿周边的炎性反应带，局部微血管丰富而一直表现为高增强。②肝转移瘤：影像学检查有典型"牛眼征"，需结合临床了解患者有无肝外淋巴瘤或其他组织器官恶性肿瘤病史。③肝胆管细胞癌：患者通常 AFP 基本正常；上腹部增强 CT 提示造影后常呈"枯树枝""网篮状"增强；患者常合并胆管结石病史。

【治疗】

治疗方法主要包括：①保肝治疗，如给予患者双环醇、水飞蓟宾甲葡胺片、多烯磷脂酰胆碱等药物；②利尿治疗，如给予患者呋塞米、螺内酯等药物；③抗纤维化治疗，如给予患者复方鳖甲软肝片等药物。定期监测肿瘤相关指标、血脂、GLU、血氨及肝肾功能。

病例分析

本病例患者非酒精性脂肪性肝病病史 16 年，非酒精性脂肪性肝病相关肝硬化失代偿期。9 年前确诊为肝癌行介入治疗，术后定期复查，肿瘤为再复发。

非酒精性脂肪性肝病可导致肝硬化并最终发展为肝细胞癌（hepatocellular carcinoma，HCC）。全球范围内，NASH 是隐源性肝硬化和原因不明 HCC 的最常见病因之一。非酒精性脂肪性肝病相关肝硬化患者失代偿病程可以很长，一旦肝功能失代偿或出现 HCC 等并发症则病死率高。非酒精性脂肪性肝

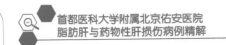

病与 HCC 之间有因果关系，非酒精性脂肪性肝病患者 HCC 发病率为 0.29% ～ 0.66%。危险因素包括隐源性肝硬化、代谢综合征和 2 型糖尿病，PNPLA3 rs 738409 C ＞ G 患者更易发生 HCC。

目前肝癌的治疗手段仍然有限。合理治疗方法的选择需要有高级别循证依据支持，但也需要同时考虑地区和经济水平差异。治疗方法分为手术和非手术两种方式，手术治疗方式主要为肝切除术及肝移植；非手术治疗方法众多，如射频消融、肝动脉介入治疗、系统化疗、放射治疗、靶向治疗。本病例患者采用的是非手术治疗中的射频消融联合肝动脉介入治疗。

病例点评

原发性肝癌是临床常见恶性肿瘤之一，在全球最常见恶性肿瘤中排名第 6 位，是癌症死亡原因的第 4 位，是我国第 4 位的常见恶性肿瘤及第 3 位的肿瘤致死病因。据 2016 年欧洲肝病学会药物性肝损伤指南，HCC 发病率在美国、欧洲都出现大幅增加，在过去的 20 年，增长速度仅次于结肠恶性肿瘤。病例报告显示，HCC 可以发生于非酒精性单纯性脂肪肝患者，但绝大多数 NAFLD 相关 HCC 发生于至少存在 S2 级以上进展期肝纤维化的 NASH 患者。值得注意的是，53% NASH 相关肝癌发生于肝硬化基础上，而病毒性肝炎基础上的 HCC 85% ～ 93% 合并有肝硬化。

针对亚洲人群的研究显示，7% ～ 16% HCC 由 NASH 直接引起，且无须进展为肝硬化。NAFLD 相关 HCC 在亚洲地区日益增多。HCC 的风险高低与 NAFLD 的肝纤维化程度直接相关，但 HCC 亦可发生在非肝硬化患者中。非肝硬化 NASH 人群中 HCC 总体发病风险偏低，尤其在单纯性脂肪肝患者中不高，所以暂不必严密筛查。合并 NASH 肝硬化的 NAFLD 患者发展为 HCC 的风险增高，应常规每6个月进行一次 B 超检查。血清 AFP 在 NASH-HCC 中的作用尚需评估。

NAFLD 相关 HCC 的累计发生率因研究人群而异，进展期肝纤维化/肝硬化患者5年病死率为7.6%，大规模人群随访5.6年的 HCC 累计发生率仅为0.25%，而糖尿病和肥胖患者的发生率可增至10倍以上。NAFLD 患者相关 HCC 的发生率在日本为0.25%，中国香港地区为0.65%。中国香港地区非酒精性脂肪性肝病患者平均随访4年后，相关 HCC 的患病率为0.33%。目前普遍认为，亚洲地区较低的非酒精性脂肪性肝病相关肝癌发生率与该地区肥胖流行率较低相关。NAFLD 相关肝硬化和肝癌通常发生于老年患者。年龄＞50岁、体重指数＞30 kg/m^2、高血压、2型糖尿病、代谢综合征是 NASH 患者间隔纤维化和肝硬化的危险因素。

NASH 肝硬化患者发生 HCC 的风险显著增高，应该定期筛查 HCC。

治疗上，生活方式干预被认为是防治 NAFLD 的重要基础。其中，运动凭借其科学性、有效性和安全性，受到众多研究人员和患者的青睐。研究发现，运动能有效地减少 NAFLD 人群的肝脏脂肪变性，改善肝脏组织学状况。鉴于合并肝纤维化的 NAFLD 患者即使适量饮酒也会增加 HCC 发病风险，故 NAFLD 患者需要限制饮酒并避免过量饮酒。TACE 被认为

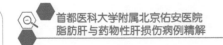
是肝癌非手术治疗的最常用方法之一。局部消融治疗具有创伤小、疗效确切的特点，使一些不耐受手术切除的肝癌患者亦可获得根治的机会，主要包括射频消融、微波消融、冷冻治疗、高功率超声聚焦消融及无水乙醇注射治疗等。2018年欧洲肿瘤内科学临床实践指南在肝细胞癌的诊断、治疗和随访中指出射频消融和微波消融可能被推荐为极早期HCC的一线治疗方案。

本例患者按照巴塞罗那分期为0期，当时采用TACE联合RFA治疗。靶向药物治疗方面，索拉非尼是最早获得批准治疗晚期肝癌的分子靶向药物。此外，一些新的肿瘤靶向药物相继用于临床，如仑伐替尼、瑞戈非尼、卡博替尼。本例患者于8年前即发现并诊断为肝癌，及时治疗后，预后较好。

参考文献

1. SANYAL A J. Global perspectives on non-alcoholic fatty liver disease and non-alcoholic steatohepatitis[J]. Nat Rev Gastroenterol Hepatol，2019，16（6）：377-386.
2. CHEN W，ZHENG R，BAADE P D，et al. Cancer statistics in China，2015[J].CA Cancer J Clin，2016，66（2）：115-132.

（刘义荣）

病例 6
非酒精性脂肪性肝病相关
肝硬化

病历摘要

【基本信息】

患者，男，53 岁，主因"脂肪肝病史 16 年"入院。患者于 16 年前体检发现脂肪肝，无自觉不适，未进一步诊治。其后间断门诊复查，ALT 波动在正常至 110 U/L 之间，未治疗。2 周前于我院门诊复查时发现血小板降低，腹部 B 超提示不除外肝硬化，为明确诊断行肝脏穿刺活检入院。患者自发病以来精神可，食量无变化，睡眠无变化，尿便均正常，体重无变化。

既往史：腰椎间盘突出 16 年，2 型糖尿病 5 年。患者无饮酒嗜好。

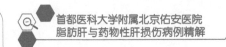

【体格检查】

体温 36.4 ℃，呼吸 14 次 / 分，血压 120/59 mmHg，脉搏 78 次 / 分，体重指数 25 kg/m²，腰围 122 cm。神志清，面色晦暗及蜘蛛痣（－），巩膜无黄染，双肺呼吸音清，心率 78 次 / 分，心律齐，腹部平软，未见静脉曲张，无压痛及反跳痛，肝脾肋下未触及，移动性浊音（－），肝区叩击痛（－），肠鸣音 3 次 / 分，无双下肢水肿，扑翼样震颤（－），踝阵挛（－）。

【辅助检查】

入院后查肝功能、血生化：ALT 69.1 U/L，AST 75.2 U/L，TBIL 23.4 μmol/L，ALB 34.5 g/L，GGT 153.3 U/L，PT 13.9 s。全血细胞分析：WBC 4.33×10^9/L，HGB 135.0 g/L，PLT 69×10^9/L；GLU 7.18 mmol/L，HbA1c 6.9%。TG 1.06 mmol/L，CHOL 3.63 mmol/L；AFP 17.12 ng/mL。肝纤维化系列：HA 809.17 ng/mL，LN 258.44 ng/mL，PⅢNP 74.89 ng/mL。乙肝五项（－），抗 HCV（－），抗 HAV（－），抗 HEV（－），抗 HIV（－），RPR（－），自身抗体（－）。

影像学检查：B 超（2018-8-29）提示弥漫性肝病表现，脾大（厚 49 mm，肋下长 18 mm，长径 151 mm，脾静脉内径 10 mm）。肝脏 MRI（2018-10-24）提示轻度脂肪肝，肝硬化可能，脾大，肝内多发含铁再生结节。肝脏弹性测定（2018-8-29）：CAP 321 dB/m，LSM 59.3 kPa。上消化道内镜检查（2018-10-24）提示慢性非萎缩性胃炎。

肝脏穿刺活检（2018-9-10）如图 6-1 所示。

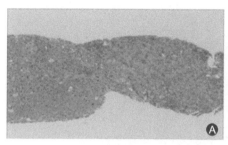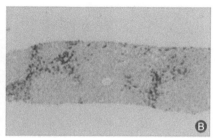

A. HE 染色，×100 倍；B. Masson 染色，×100 倍

图 6-1　肝穿刺病理检查结果

病理诊断：结合临床，符合脂肪型肝炎后早期活动性肝硬化。免疫组化：HBsAg（－），HBcAg（－），CK7（胆管＋），CK19（胆管＋），MUM1（浆细胞＋）。

【诊断及鉴别诊断】

诊断：非酒精性脂肪性肝病相关肝硬化，2 型糖尿病。

鉴别诊断：主要与以下几种疾病相鉴别。①肝窦阻塞综合征：是由肝窦内皮细胞损伤致肝窦流出道阻塞引起的肝内窦性门静脉高压，患者腹部增强 MRI 检查在门静脉期与延迟期可清楚显示造影受阻于门静脉分支末端区而未能进入肝叶、段静脉，导致肝静脉不显影，肝穿刺病理表现为肝组织淤血、肝窦扩张，尤其是肝小静脉壁增厚、纤维化，管腔狭窄甚至闭塞。根据本病例患者上腹部 MRI 及病理可以排除此诊断。②其他病毒性肝炎致肝硬化：肝炎肝硬化常见的病因是 HBV 及 HCV 感染，并且可同时合并肝脂肪变。血清学检查结合肝穿活组织病理检查可明确诊断。本病例患者血清学检查可除外 HBV 及 HCV 感染。③自身免疫性肝硬化：自身免疫性肝病可发生脂肪变，10%～20% 自身免疫性肝病患者自身抗体阴性。但肝穿刺病理组织检查可明确诊断。

【治疗】

治疗原则是改变不良生活习惯，减轻体质质量和腰围。有进展性肝纤维化或肝硬化患者，可考虑使用抗纤维化药物治疗，疗程在 12 个月以上。肝功能失代偿期、肝衰竭及肝细胞癌患者可以考虑肝移植治疗。检测肿瘤相关指标。

【随访】

实验室检查（2019-3-27）：肝功能：ALT 38.0 U/L，AST 25.2 U/L，TBIL 19.2 μmol/L，ALB 37.8 g/L，GGT 53.1 U/L。全血细胞分析：WBC 3.21×10^9/L，HGB 123.0 g/L，PLT 71×10^9/L，GLU 6.38 mmol/L，HbA1c 6.1%。TG 1.02 mmol/L，CHOL 2.53 mmol/L，AFP 6.10 ng/mL。B 超（2019-3-27）：弥漫性肝病表现；脾大（厚 50 mm，肋下长 10 mm，长径 150 mm，脾静脉内径 10 mm）。肝脏弹性测定（2019-3-27）：CAP 160 dB/m，LSM 32.0 kPa。肝脏 MRI（2019-3-27）：肝内未见明确脂肪沉积，肝硬化可能，脾大，肝内多发含铁再生结节，数量较前增多。

病例分析

本病例患者无饮酒史，结合病史、查体及相关检查，患者血小板降低原因考虑非酒精性脂肪性肝病（非酒精性脂肪性肝病）相关肝纤维化表现。脂肪肝的疾病谱包括单纯性脂肪肝、脂肪性肝炎、肝硬化和肝癌。单纯性脂肪肝是指仅有肝脏脂肪含量增高，而无肝细胞的损伤和炎症。单纯性脂肪肝是可逆的，早期诊断可以通过运动等生活方式的改变来恢复正常。非

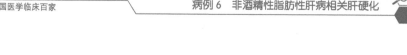

酒精性脂肪性肝病可导致肝硬化并最终发展为 HCC。全世界范围内，NASH 是隐源性肝硬化和原因不明 HCC 的最常见病因。

该患者非酒精性脂肪性肝病肝纤维化诊断主要依据金标准，即肝穿刺病理组织检查（肝穿刺病理 F4）。其次，FibroScan 检测的肝脏弹性值对非酒精性脂肪性肝病患者肝纤维化诊断有一定的帮助。但 LSM 受一些因素干扰，比如重度肝脂肪变（CAP 值显著升高）、明显的肝脏炎症（ALT > 5 × 正常值上限）、肝脏淤血和胆汁淤积等，都可高估 LSM 值判断的肝纤维化程度。FibroScan 检测的肝脏弹性值对非酒精性脂肪性肝病患者肝纤维化诊断效率优于 NFS、APRI、FIB-4 等。LSM 有助于区分无 / 轻度肝纤维化（F0，F1）与进展期肝纤维化（F3，F4）。当非酒精性脂肪性肝病患者肝穿刺病理 F4 且有肥胖、代谢综合征、2 型糖尿病和（或）非酒精性脂肪性肝病病史的隐源性肝硬化时，诊断非酒精性脂肪性肝病相关肝硬化。本病例患者有 2 型糖尿病、肥胖，结合肝穿刺病理组织检查符合非酒精性脂肪性肝病相关肝硬化。

病例点评

本病例中患者体重指数 > 24 kg/m^2，腰围 > 90 cm，属于肥胖人群，患者并存症有糖尿病，既往无饮酒史，入院相关检查除外病毒性肝病及自身免疫性肝病，结合上述信息及肝穿刺病理组织检查结果，非酒精性脂肪性肝病相关肝硬化诊断成立。

NAFLD 是一种与胰岛素抵抗和遗传易感密切相关的代谢

笔记

应激性肝损伤，肥胖人群发病率高，隶属于脂肪性肝病。通常正常人肝内脂肪含量为 2% ～ 4%，当肝脏脂肪含量超过 5% 时称为脂肪肝。脂肪肝根据病因分为酒精性脂肪肝（由于长期大量饮酒导致的肝脏疾病）和非酒精性脂肪肝。此外，药物、代谢异常等因素也可引起脂肪肝。脂肪肝初期多无临床症状，起病非常隐匿，所以容易被忽视，但是和其他慢性肝病一样，也会向肝硬化、肝癌进展。

非酒精性脂肪性肝病患者起病隐匿且肝病进展缓慢，NASH 患者肝纤维化平均 7 ～ 10 年进展一个等级，在欧美国家，NASH 相关肝硬化位于肝移植适应证的前 3 位。非酒精性脂肪肝患者随访 10 ～ 20 年，肝硬化发生率仅为 0.6% ～ 3%，而 NASH 患者于 10 ～ 15 年肝硬化发生率高达 15% ～ 25%。大约 40.8%（95% *CI*：34.7% ～ 47.1%）NASH 患者发生了肝纤维化进展，非酒精性脂肪性肝病相关肝硬化和肝癌通常发生于老年患者。年龄＞ 50 岁、体重指数＞ 30 kg/m^2、高血压、2 型糖尿病、代谢综合征是 NASH 患者间隔纤维化和肝硬化的危险因素。肝纤维化是非酒精性脂肪性肝病最重要的预后因素，与肝脏相关预后和死亡相关。亚洲 NAFLD 患者肝纤维化 / 肝硬化的发生率较西方国家低。在中国香港地区，3.7% NAFLD 患者发生了肝纤维化 / 肝硬化；中国大陆研究表明经肝活组织检查证实的肝硬化患病率为 1.97% ～ 2.97%，在非酒精性脂肪性肝病患者中诊断显著肝纤维化和肝硬化对预后判断的价值大于区分单纯性脂肪肝与 NASH，许多因素可以影响非酒精性脂肪性肝病患者肝纤维化的动态变化。非酒精性脂肪性肝病纤维化评分的诊断效率可能最高。近年来，影像学技术的进展显著提高了肝纤维化的无创评估能力。

　　治疗层面上，鉴于不健康的生活方式与非酒精性脂肪性肝病关系密切，而同样多的循证医学证据表明，饮食方式的改变可以改善肝脏脂肪沉积和肝纤维化。限制饮食和加强体育活动应该并重，尤其是初治患者。对于肝硬化患者，间歇式断食方法较为适合。患者应结合优质蛋白饮食，优质蛋白摄入量为 1.0 ～ 1.5 g/（kg·d），同时补充纤维素及 B 族维生素，限制铁的摄入，此时患者的有氧运动需要个体化。对于超重 / 肥胖的非酒精性脂肪性肝病患者，体重减轻 7% ～ 10% 是生活方式干预的目标，能够改善肝脏酶学和组织学。

参考文献

1. 曾静，孙婉璐，陈光榆，等 . FibroTouch 与 FiroScan 肝脏硬度和脂肪定量检测效能的比较 [J]. 中华肝脏病杂志，2016，24（9）：652-658.
2. DULAI P S，SIMGH S，PATEL J，et al.Increased risk of mortality by fibrosis stage in nonalcoholic fatty liver disease：systematic review and meta-analysis[J]. Hepatology，2017，65（5）：1557-1565.

（刘义荣）

病例 7
酒精性脂肪肝合并酒精戒断综合征

📋 病历摘要

【基本信息】

患者，男，54 岁，主因"肝病史 10 年，乏力、食欲减退 4 天"入院。10 年前患者在体检时发现脂肪肝，诊断为"酒精性脂肪肝"，无腹胀、食欲减退、肝区疼痛等不适，未戒酒。5 年前体检发现肝功能异常，ALT 1400 U/L。多次于北京某医院住院治疗，经保肝治疗后好转出院，期间因戒酒出现双手震颤、幻觉等异常。4 天前患者出现乏力、食欲缺乏，偶有恶心，未吐，无发热，现为进一步诊治收入我院。

此次入院前检查：乙型肝炎表面抗原滴度 0.190 COI（−），

HBsAb ＜ 2 IU/L（－），HBeAg（－），HBeAb（－），HBcAb（＋），抗 HCV（－）。

既往史：否认传染性疾病史，10 年前因双侧股骨头坏死，行双侧髋关节置换手术，吸烟 30 年，日均吸烟 30 支，饮酒 30 年，主要饮白酒（≥ 42 度），平均每次 100 ～ 150 mL，每周 7 次，未戒酒。否认冶游史，否认肿瘤家族史，否认过敏史。

【体格检查】

体温 36.5 ℃，血压 130/80 mmHg，心率 78 次 / 分，呼吸 20 次 / 分，神志清，精神可，肝掌（－），蜘蛛痣（－），全身浅表淋巴结未触及肿大，面色晦暗，皮肤、巩膜轻度黄染，双肺呼吸音清，未闻及干、湿性啰音，心律齐，未闻及杂音，腹软，无压痛及反跳痛，肝脾肋下未触及，移动性浊音（－），双下肢无水肿。

【辅助检查】

入院后化验提示 WBC 6.08 × 10⁹/L，PLT 94 × 10⁹/L，HGB 126 g/L，N% 53.6%，L% 39%。肝功能：ALT 52.7 U/L，AST 176.7 U/L，TBIL 19.3 μmol/L，DBIL 7.9 μmol/L，ALB 40.9 g/L，GLB 25.5 g/L，ALP 79 U/L，γ-GT 106.4 U/L，BUN 5.02 mmol/L，Cr 64.9 μmol/L，GLU 4.91 mmol/L，TC 6.58 mmol/L，TG 10.48 mmol/L。凝血功能：PT 10.2 s，PTA 116%。AFP 4.12 ng/mL。

腹部彩超：肝包膜欠光滑，回声粗亮，分布欠均匀，脂肪肝。肝脏弹性测定：CAP 207 dB/m，LSM 12.3 kPa。超声心动：左心室舒张功能减低，三尖瓣反流微量。

【诊断及诊断依据】

诊断：酒精性脂肪肝，酒精戒断综合征，双侧髋关节置换术后。

诊断依据：①患者为中年男性，既往有长期大量饮酒史，饮酒 30 年，主要饮白酒（≥ 42 度），平均每次 100 ～ 150 mL，每周 7 次。按照乙醇摄入换算公式：乙醇量（g）= 饮酒量（mL）× 乙醇含量（%）×0.8。患者每日饮酒量 84 g，折合乙醇量每日 ≥ 40 g/d。②临床症状仅乏力、食欲减退等非特异性表现。③实验室检查提示肝功能仅 ALT、γ-GT 轻度升高，其中 AST/ALT > 2。④ B 超提示脂肪肝，肝脏弹性检测提示 CAP 207 dB/m，LSM 12.3 kPa。⑤乙型肝炎表面抗原滴度 0.190 COI（－），HBsAb < 2 IU/L（－），HBeAg（－），HBeAb（－），HBcAb（＋），抗 HCV（－）。可除外 HBV、HCV 等病毒感染。结合饮酒史、临床症状、实验室检查、B 超、肝脏弹性测定，酒精性脂肪肝诊断成立。

【治疗】

住院后给予清淡饮食，戒酒，予以甘草酸制剂保肝对症治疗，第 4 天出现幻视、幻听、行为异常、四肢抖动，考虑酒精戒断综合征，给予地西泮镇静治疗后好转。

病例分析

该患者第 4 天出现幻视、幻听、行为异常、四肢抖动，考虑酒精戒断综合征（alcohol withdrawl syndrome，AWS）。酒精戒断综合征是指有意或无意地突然停止重度或长期饮酒后出现的一系列症状和体征，轻度 AWS 表现为震颤、乏力、出汗、反射亢进及胃肠道症状。

1. 酒精戒断综合征发病机制

神经精神症状的出现可能是由乙醇刺激的突然解除造成脑内 γ-氨基丁酸抑制效应的降低及交感神经系统被激活所致。正常情况下，脑向血液的转送或输出体系在维持脑的正常功能上起着很重要的作用，目前认为这种体系主要是肽类物质，它影响着中枢神经系统对内、外源性物质的吸收。由于酗酒的慢性刺激，脑内的这种功能基本处于稳定或平衡状态，突然戒断可造成这种输出体系与外周组织的联系发生中断，产生一系列神经综合征。

2. 酒精戒断综合征诊断及分级

诊断标准：①酒依赖者；②神经精神症状的出现与戒酒有关；③多呈急性发作过程；④最低限度应该有四肢抖动及出汗等症状。根据症状的轻重，临床上可分为3级：1级，明显震颤及出汗，无幻觉及意识障碍；2级，急性阶段有明显的震颤、大汗及幻觉，但幻觉可以是暂时的，睡前及醒前的噩梦与幻觉不相平行；3级，除包括2级各项外，还应有意识障碍，可以是间歇性，并有定向力和近记忆力障碍。

3. 鉴别诊断

临床上除了要排除由于滥用药物而导致的戒断综合征、对巴比妥类或苯巴比妥类高度敏感者、强迫观念者、妊娠、躯体性疾病等外，还应与下列疾病鉴别。

（1）肝性脑病：多在严重肝功能损伤的基础上出现神经精

笔记

神症状，与戒酒的时间无明显关系，而与消化道出血、大量腹水、感染等重要诱因有关，是肝病晚期的一个标志。

（2）韦尼克脑病（wernicke's encephalopathy，WE）或 Wernicke Korsakoff 综合征：主要由长期食用低维生素 B_1 或无维生素 B_1 的食物引起。临床上可出现意识模糊、共济失调、眼球震颤、外展神经瘫等，如不及时治疗会导致不可逆性脑损伤。维生素 B_1 是硫酸焦磷酸（TPP）的活性基团，TPP 又是丙酮酸脱氢酶的辅酶，后者在三大物质代谢中起着关键性作用。该病与 AWS 又不能截然分开，因为酒依赖者往往发生低镁血症，镁离子是 TPP 的辅助因子，间接使丙酮酸脱氢酶的活性降低，出现或加重 Wernicke Korsakoff 综合征的临床表现。

（3）精神错乱或精神分裂症：患者往往具有某种性格倾向或素质，在某种精神创伤或刺激下而发病，持续时间较长，经过心理性治疗可恢复。

（4）癫痫：多发生于青少年，尤其是儿童，而 AWS 患者多为成年人，且为酒依赖者；但 AWS 也可伴随有癫痫的发生，甚至高达 46%，其原因目前还不清楚。实验室检查可测定酒精性肝损伤的相关指标 γ-GT、AST/ALT、血清糖蛋白的微小变异等予以鉴别。

4. 酒精戒断综合征治疗

治疗目的主要是缓解症状、预防并发症、逐步过渡到一个长期恢复的过程。最重要的是提高对该病的认识，给予患者精神上的保护和安慰，及时处理各阶段病情的变化。适当选用一些弱镇静药，如地西泮，即可获得满意的效果。

病例点评

　　根据 2018 年我国酒精性肝病防治指南的诊断标准，有长期饮酒史，一般超过 5 年，折合乙醇量男性 ≥ 40 g/d，女性 ≥ 20 g/d，或 2 周内有大量饮酒史，折合乙醇量 > 80 g/d；AST/ALT > 2、GGT 升高；影像学检查提示肝脏脂肪变，即可诊断酒精性脂肪肝。该患者有超过 5 年的长期饮酒史，并且符合上述诊断标准，故酒精性脂肪肝诊断明确。

　　此例患者戒酒 4 天后出现幻听、幻视、四肢抖动等精神症状，需注意与其他精神异常性疾病相鉴别。B 超未提示肝硬化，无腹水、上消化道出血等并发症，可除外肝性脑病；既往也无精神错乱或精神分裂病史；临床表现无共济失调、眼球震颤、外展神经瘫等 Wernicke Korsakoff 综合征表现。此次发病的神经精神症状，与戒酒的时间有明显关系，故综合考虑符合酒精戒断综合征，给予地西泮镇静治疗后好转。

参考文献

1. 中华医学会肝病学分会脂肪肝和酒精性肝病学组，中国医生协会脂肪性肝病专家委员会 . 酒精性肝病防治指南 [J]. 实用肝脏病杂志，2018，21（2）：170-176.
2. 王炳元，傅宝玉，李异玲 . 酒精戒断综合征的鉴别诊断与治疗 [J]. 中国医科大学学报，2016，29（1）：78-79.
3. 林果为，王吉耀，葛均波 . 实用内科学 [M]. 15 版 . 北京：人民卫生出版社，2017：1637-1638.

（于海滨）

病例 8
酒精性肝炎合并急性胰腺炎、韦尼克脑病

病历摘要

【基本信息】

患者，男，51岁，主因"肝病史7月余，恶心、呕吐4天，腹痛1天"入院。7个月前患者出现浓茶色尿，纳差，无发热、腹泻、神志改变，就诊于我院，检查肝功能：ALT 32.5 U/L，AST 152.6 U/L，TBIL 298.2 μmol/L，PTA 73%。腹部超声提示肝硬化，胆囊炎，胆囊结石。诊断为酒精性肝硬化，给予保肝、退黄、纠正低蛋白血症、抗感染治疗。患者住院期间出现上消化道出血，给予止血治疗，后胃镜检查提示浅表性胃炎，复查肝功能好转，病情稳定出院。此后患者未戒酒，未规律复查。4天前患者出现恶心、呕吐胃内容物，1天前自觉上腹痛，就

诊于我院急诊，查淀粉酶 320.4 U/L，明显升高，NH_3 68 μg/dL，血 Cr 42.4 μmol/L，GFR 127.65 mL/（min·1.73 m^2），ALT 30.4 U/L，AST 142.3 U/L，TBIL 67.7 μmol/L，ALB 46.8 g/L。考虑急性胰腺炎，现为进一步治疗收入我科。

既往史：饮酒史 30 年，主要饮白酒（≥ 42 度），每周 7 次，平均每次 250 mL，平素健康状况可，否认高血压史，否认糖尿病，否认肝病家族史，否认肿瘤家族史，否认输血及血制品史。

【体格检查】

体温 36.7℃，血压 140/80 mmHg，心率 75 次 / 分，呼吸 20 次 / 分，神志清，精神可，肝掌（–），蜘蛛痣（–），全身浅表淋巴结未触及肿大，面色晦暗，皮肤、巩膜轻度黄染，双肺呼吸音清，未闻及干、湿性啰音，心律齐，未闻及杂音，腹软，无压痛及反跳痛，肝脏肋下 10 cm，剑突下 8 cm，质韧，无压痛，表面光滑，边缘圆钝，移动性浊音（–），双下肢无水肿。

【辅助检查】

腹部 CT：脂肪肝（重度），胆囊炎，胆囊结石，双肾囊肿。头颅 CT：平扫脑内未见明确病变。颅脑 MRI：右侧丘脑、双侧放射冠腔隙性梗死；左侧基底节陈旧性腔隙性梗死；左侧额顶叶皮层下缺血灶；双侧侧脑室前角旁异常信号，间质性脑水肿不除外；左侧筛窦少许炎症。胃镜提示慢性浅表性胃炎。

【诊断及诊断依据】

诊断：酒精性肝炎，急性胰腺炎，胆囊炎，胆囊结石，韦尼克脑病。

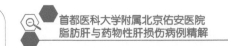
诊断依据：①患者为中年男性，既往有长期大量饮酒史，饮酒 30 年，主要饮白酒（≥ 42 度），平均每次 250 mL，每周 7 次。按照乙醇摄入换算公式：乙醇量（g）= 饮酒量（mL）× 乙醇含量（%）× 0.8。患者每日饮酒量 84 g，折合乙醇量 ≥ 40 g/d。②临床症状仅乏力、食欲减退等非特异性表现。③实验室检查提示肝功仅 ALT、γ-GT 轻度升高，其中 AST/ALT > 2。④B 超提示脂肪肝，肝脏弹性检测：CAP 207 dB/m，LSM 12.3 kPa。⑤乙型肝炎表面抗原滴度 0.190 COI（-），HBsAb < 2 IU/L（-），HBeAg（-），HBeAb（-），HBcAb（+），抗 HCV（-）。可除外 HBV、HCV 等病毒感染。结合饮酒史、临床症状、实验室检查、B 超、肝脏弹性测定，酒精性肝炎诊断成立。

【治疗】

给予抑酸、补液、抑制胰酶分泌治疗，住院 6 天后嗜睡，肌力减退，不能行走，双下肢不能抬起，眼球震颤，指鼻不正确。请神经内科专家会诊，考虑韦尼克脑病，补充维生素 B_1 300 mg，后好转。

病例分析

韦尼克脑病（wernicke's encephalopathy，WE）是一种中枢神经系统急性或亚急性综合征，可由多种原因引起，临床上主要以维生素 B_1 缺乏致中脑和下丘脑病变为主，严重病例可因有氧代谢障碍和神经细胞变性坏死导致器质性脑病，典型的 WE 表现为眼征、共济失调及精神意识障碍"三联征"。

1. WE 的临床诊断及辅助检查

（1）临床诊断：常见的病因是慢性酒精中毒和长期酗酒引起维生素 B_1 缺乏，少数可见于急性胰腺炎后、神经性厌食、长期静脉高营养、妊娠剧吐和消化道疾病等，典型临床表现主要包括眼球运动障碍、震颤、复视、视盘水肿、视网膜出血、失明、注意力不集中、表情淡漠、定向力障碍、肌阵挛、昏迷、腱反射消失、呼吸困难、肌张力减低、吞咽困难、构音障碍、巴氏征阳性、共济失调等。其他还可能出现体温过高或过低、心律失常、DIC 等表现。

（2）辅助检查：主要是血清丙酮酸、维生素 B_1 含量及转酮醇酶活性测定。红细胞转酮醇酶活性测定是 WE 实验室检查最可靠的方法，未经治疗的患者血转酮醇酶的明显降低及血丙酮酸盐含量增高，对诊断是有帮助的，但目前国内开展此项检查的医疗机构很少，有一定局限性。脑脊液检查：正常或仅有蛋白轻度增高。脑电图检查：约半数 WE 患者脑电图异常，为慢性脑病改变，无特异性。头颅 CT 检查：CT 检查对 WE 脑病的诊断帮助不显著，有的患者可出现中脑导水管和第三脑室扩大。

2. WE 的治疗与预后

一旦确诊要尽早快速补充足量的维生素 B_1，给药途径应以静脉滴注或肌内注射给药为宜，目前对其具体的使用方法尚未有统一的意见。药代动力学研究表明，与单次给药相比，每日给药 2～3 次能让患者的血药浓度得以更好的维持，并让药物更好地透过血脑屏障，且静脉使用患者血药浓度高，有较好的依从性，因此，欧洲神经病学学会联盟推荐每次静脉

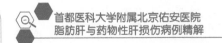

滴注维生素 B$_1$ 200 mg，加入生理盐水 100 mL（或 5% 葡萄糖 100 mL），3 次 / 日，每次静脉滴注 ≥ 30 分钟。因此，英国皇家医学院推荐对于酒精性 WE 应使用更大剂量的维生素 B$_1$（500 mg，每日 3 次），但考虑种族差异及用药个体化等因素，具体用量、用法应结合临床，国内大多数报道以控制在 600 mg/d 为宜。

病例点评

一般具有典型的慢性酒精中毒病史和眼球运动障碍、共济失调、全脑功能障碍三联征的 WE 诊断相对较容易，但临床上此类典型患者往往并不多见，据报道其在临床病例中仅占 16%。大多数患者无典型的临床表现，部分患者往往易被临床医生忽视或误诊，这是因为他们早期无任何特异性临床表现，尤其是非酒精中毒性 WE。临床上对该病的诊断率低，据报道仅 20%，甚至更低，多为死亡后经尸检证实，尽管 WE 患者的死亡率较高，但只要早期诊断，积极治疗，一般预后较好。部分患者可完全恢复正常，少数患者可遗留不同程度的遗忘症和共济失调。

参考文献

1. 中华医学会肝病学分会脂肪肝和酒精性肝病学组，中国医生协会脂肪性肝病专家委员会 . 酒精性肝病防治指南 [J]. 实用肝脏病杂志，2018，21（2）：170-176.
2. 周露玲 . 韦尼克脑病的诊治进展 [J]. 现代医药卫生，2016，32（8）：1173-1175.

（于海滨）

病例 9
酒精性肝硬化合并酒精戒断综合征及癫痫

病历摘要

【基本信息】

患者，男，47 岁，主因"肝病史 6 个月，乏力 1 周"入院。6 个月前患者出现腹胀，伴皮肤黄染，双足水肿，无腹痛、腹部包块、肝区疼痛，就诊于北京某医院，完善腹部影像学提示肝硬化，伴有腹水，诊断为"酒精性肝硬化，腹腔积液"，给予对症治疗后好转。4 个月前患者住院期间突发全身抽搐，伴意识丧失，无尿便失禁，伴呕血 1 次，量少（具体不详），就诊于北京某医院急诊科，考虑食管静脉曲张破裂出血可能性大，给予对症治疗后好转。进一步完善头颅 CT 未见明显异常，腹部 CT 提示"肝硬化，脾大，伴侧支循环形成，肝癌待除外，肝多发囊肿，胆囊结石，盆腹腔积液"，血氨升高，考虑肝性脑病可能，给予对症治疗后好转。3 个月前患者无明显诱因呕血，于我院住院治疗，胃镜提示食管静脉重度曲张，给予内镜下曲张静脉硬化治疗 1 次，过程顺利。1 周前自觉乏力，为进一步诊治入院。

既往史：饮酒史 20 年，主要饮白酒（≥42 度），每周 7 次，平均每次 250 mL，平素健康状况可，否认高血压、糖尿病病史，否认肝病家族史，否认肿瘤家族史，有输血及血制品史。

【体格检查】

体温 36.5℃，血压 125/75 mmHg，心率 75 次 / 分，呼吸 16 次 / 分，神志清，精神可，肝掌（−），蜘蛛痣（−），全身浅表淋巴结未触及肿大，面色晦暗，皮肤、巩膜轻度黄染，双肺呼吸音清，未闻及干、湿性啰音，心律齐，未闻及杂音，腹软，无压痛及反跳痛，肝脾肋下未触及，移动性浊音（−），双下肢无水肿。

【辅助检查】

入院后检查：乙型肝炎表面抗原滴度 0.548 COI（−），HBsAb 329.8 IU/L（+），HBeAg（−），HBeAb（−），HBcAb（+），抗 HBv（−）。

血常规：WBC 2.09×10^9/L，PLT 31×10^9/L，HGB 76 g/L，N% 52.0 %，L% 39%。肝功能：ALT 16.2 U/L，AST 55.4 U/L，TBIL 277.3 μmol/L，DBIL 191.0 μmol/L，ALB 32.6 g/L，GLB 36.0 g/L，ALP 151.3 U/L，γ-GT 33.6 U/L，BUN

笔记

4.87 mmol/L，Cr 67.6 μmol/L，NH$_3$ 52 μg/dL，GLU 4.91 mmol/L，凝血功能：PT 23.8 s，PTA 36%。AFP 3.0 ng/mL。

B 超提示：符合酒精性肝硬化可能，脾大，脾静脉增宽，侧支循环形成，肝囊肿，胆囊壁水肿，腹水少量。

内镜提示：食管静脉重度曲张，门脉高压性胃病。

腹部 MRI 提示：肝硬化多发强化结节，肝硬化伴多发再生结节，脾大，侧支循环形成，少量腹水，肝囊肿，右侧肾囊肿；胆囊结石，胆囊炎。

头颅 CT 提示：双侧基底节区腔梗。

【诊断及诊断依据】

诊断：酒精性肝硬化失代偿期，腹水，食管静脉重度曲张，门脉高压胃病，酒精戒断综合征，癫痫。

酒精性肝硬化诊断依据：①患者为中年男性，有长期大量饮酒史，超过 5 年，折合乙醇量≥ 40 g/d，按换算公式乙醇量（g）= 饮酒量（mL）× 乙醇含量（%）×0.8 进行换算。②根据实验室检查可除外 HBV、HCV 等病毒感染。③临床症状为非特异性，表现为食欲缺乏、乏力、黄疸等；查体：有蜘蛛痣、肝掌等表现，移动性浊音阳性。④ AST、ALT、GGT、TBIL、PT 等指标升高。其中 AST/ALT > 2、GGT 升高为酒精性肝病表现。⑤ B 超及 CT 均提示肝硬化、腹水。

【治疗】

住院期间给予保肝、退黄、补充白蛋白、利尿等治疗。住院第 5 天，突发四肢抽搐、意识丧失后摔倒，无尿便失禁，持续约 3 分钟后好转。头颅 CT：未见颅内出血，双侧基底节区陈旧腔梗。

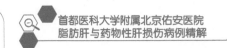
病例分析

1. 酒精戒断综合征的表现

酒精戒断综合征（AWS）是指有意或无意的突然停止重度或长期饮酒后出现的一系列症状和体征，轻度 AWS 表现为震颤、乏力、出汗、反射亢进及胃肠道症状。有些人还会发生癫痫大发作。AWS 通常是末次饮酒后 1～3 天出现的一组症状。精神障碍诊断与统计手册概述了诊断 AWS 的两个主要标准：①有中止或减少重度和长期饮酒的明确证据；②戒断症状不能为药物或其他精神或行为障碍所解释。

通过体格检查和调查可检查出 AWS 的一般症状和体征，其主要表现为自主神经活性增强，运动、意识及神经症状的改变。

2. 酒精戒断综合征合并癫痫

轻微 AWS 患者通常无定向及意识障碍，在中止或减少酒精摄入 6 小时后开始出现症状，并持续 4～48 小时，即所谓的早期戒断。幻视、幻嗅、幻听或错觉是中度戒断的症状，可持续 6 天。急性发作性癫痫可在末次饮酒后 6～48 小时出现。震颤性谵妄，在中止酗酒后 48～72 小时内发作，可持续 2 周，是严重 AWS 的特征，即晚期戒断。

戒断性癫痫主要是在酒精戒断早期发生的一种症状，其特点是降低癫痫发作阈值。90% 以上戒断性癫痫发作出现在停止饮酒后 48 小时内；一半以上表现为反复发作，而其中 5% 以上患者发展为癫痫持续状态。50% 以上戒断性癫痫与并发危险因素（如前癫痫、结构性脑损伤），或使用其他药物有关。在高达 30% 患者中，戒断性癫痫的出现是发展为震颤性谵妄严重戒断状态的一个强烈危险因素。

3. 酒精戒断综合征治疗

酒精戒断综合征治疗的目的主要包括减轻酒精戒断症状，提供安全的戒断使患者不依赖酒精，提供人道的戒断以保护患者的尊严，以及为戒断后的进一步治疗做准备等。

根据 AWS 症状不同，采用的治疗方法也有所不同，治疗的目标主要包括缓解症状、阻止疾病进展；治疗潜在合并疾病，劝导患者戒酒。

（1）苯二氮䓬类药物（benzodiazepines，BZDs）：目前认为 BZDs 是治疗 AWS 的一线药物，其主要通过调节 GABA 结合 GABA 受体，增加氯离子内流，产生类似于乙醇的抑制作用。因此，BZDs 可替代 AWS 过程中已被中断的酒精抑制作用。长效 BZDs 在某些人群中可引起过度镇静，尤其是老年患者或肝功能损伤严重者。地西泮和氯氮卓是治疗酒精戒断症状的理想长效药物，此类药物半衰期长，对酒精戒断症状的治疗作用平和，而且戒断症状反跳的可能性小。

（2）抗癫痫药物：常用药物包括卡马西平及丙戊酸钠，研究显示卡马西平治疗 AWS 具有很好的耐受性，对于轻度及中度 AWS 症状治疗效果较好，但对于重度症状，其治疗效果有限。丙戊酸钠为抗癫痫药物，动物实验研究表明，它对酒精戒断性癫痫发作有治疗作用，而且丙戊酸钠较卡马西平有更好的耐受性。

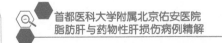

（3）其他药物：巴氯芬是一种选择性 GABA-B 受体激动剂，一般用于缓解肌肉痉挛。有研究发现，此药可缓解 AWS 症状，但对严重症状效果不佳。

（4）辅助治疗：长期饮酒者会出现低镁、低钾等电解质紊乱及维生素缺乏，因此通常可予以补充钾、镁及维生素预防 AWS 或改善其预后。研究发现在 AWS 期间，低镁血症与肌张力增加、顽固性低钾及心电图异常（如宽 QRS 综合征）有关，因此临床应重视镁的补充。此外，及时补充维生素 B_1 也是治疗急性 AWS 的常规措施之一，这主要是为了预防患者出现 Wernicke Korsakoff 综合征。证据表明，无论起始临床表现如何，维生素 B_1 补充得越早，患者恢复也就越快。

病例点评

该患者为中年男性，酒精性肝硬化诊断明确，戒酒后出现酒精戒断综合征合并癫痫，病情凶险。AWS 是一个动态的、复杂的过程，根据发作时的严重程度或起始时间将 AWS 症状分类可提高转归预测。戒断性癫痫主要是在酒精戒断早期发生的一种症状，其特点是降低癫痫发作阈值。90% 以上的戒断性癫痫发作出现在停止饮酒后 48 小时内；一半以上表现为反复发作，而其中 5% 以上患者发展为癫痫持续状态。因此，了解和掌握 AWS 的发病机制和各种症状表现、判断疾病的严重程度及可能预后，同时了解各种药物的治疗原则及不良反应，对于病情的好转、促进病情的转归有重要作用。

参考文献

1. 中华医学会肝病学分会脂肪肝和酒精性肝病学组，中国医生协会脂肪性肝病专家委员会.酒精性肝病防治指南 [J].实用肝脏病杂志，2018，21（2）：170-176.

2. 展玉涛，孙洪强.酒精戒断综合征的治疗 [J].中华消化病与影像杂志，2014，4（3）：149-151.

3. 林果为，王吉耀，葛均波.实用内科学 [M].15 版.北京：人民卫生出版社，2017：1637-1638.

（于海滨）

病例 10
急性药物性肝损伤诱发
自身免疫性肝炎

病历摘要

【基本信息】

患者，女，68岁，主因"肝功能异常2个月，恶心、尿黄2周"入院。2个月前患者在体检时发现肝功能异常，于我院住院治疗，期间行肝穿刺活检提示药物性肝损伤，经过治疗后肝功能好转出院。2周以来无明显诱因出现恶心、尿色深黄，无发热、腹痛等不适，就诊于我院门诊复查肝功能异常。

既往史：高血压史10余年，最高190/110 mmHg，近3年口服施慧达、阿司匹林及瑞舒伐他汀，1年前开始口服保健品辅酶Q10，7个月前开始间断口服心元胶囊（含制何首乌），

4 个月前口服三七通络胶囊。否认长期大量饮酒史，否认过敏史。

【体格检查】

体温 36.5℃，血压 120/70 mmHg，心率 82 次 / 分，呼吸 20 次 / 分，神志清，精神可，肝掌（－），蜘蛛痣（－），全身浅表淋巴结未触及肿大，皮肤、巩膜轻度黄染，双肺呼吸音清，未闻及干、湿性啰音，心律齐，未闻及杂音，腹软，无压痛及反跳痛，肝脾未触及，移动性浊音（－），双下肢无水肿，神经系统（－）。

【辅助检查】

入院后化验提示肝功能：ALT 181.7 U/L，AST 699.7 U/L，TBIL 46.6 μmol/L，DBIL 27.6 μmol/L，γ-GT 195.9 U/L，ALP 144.8 U/L。凝血功能：PTA 68%。ANA 1∶1000，SMA 1∶100，抗 SSA 抗体（＋＋＋），其他自身抗体均阴性，IgG 14.5 g/L，IgA 3.31 g/L，IgM 1.46 g/L。甲、乙、丙、戊型肝炎抗体（－）。

腹部超声：脾大，胆囊壁毛糙，胆泥淤积。腹部 CT：肝右叶后上段动门脉分流可能性大，建议复查。再次行肝穿刺病理：肝穿组织内共见 5 片多腺泡或多小叶坏死带，坏死带多见于以单个核为主的混合性炎细胞浸润，时见淋巴细胞聚集（图 10-1A），坏死带内汇管区周围细胆管增生较明显，部分呈肝细胞分化，有的已再生成团（图 10-1B），MUM1 免疫染色，肝界面、坏死带内及部分窦内均可见多量阳性细胞，常呈小簇（图 10-1C）。重度小叶性肝炎，伴坏死后塌陷，坏死范围较上次显著扩大，结合临床不除外药物诱导的 AIH 或 AIH 急性发病。

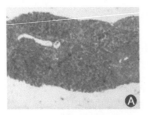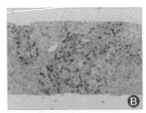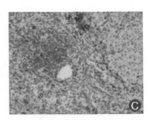

不同染色；A、B、C 图放大倍数分别为 ×100、×100、×200。

图 10-1　病理检查结果

【诊断及诊断依据】

诊断：药物性肝损伤（肝细胞损伤型），急性 RUCAM 7 分，严重程度 2 级；药物诱导自身免疫性肝炎；高血压 3 级（高危组）。

诊断依据：患者为老年女性，既往无肝病史及肝病家族史，起病前有多种药物、保健品应用史，RUCAM 评分为 7 分，2 个月前第一次肝穿刺活检提示药物性肝损伤，未提示自身免疫性肝炎。此次因肝功能反复异常入院，除外其他病因所致肝损伤，自身抗体阳性，免疫球蛋白增高，二次肝穿刺活检提示药物诱导的 AIH，诊断明确。

【治疗】

予以甘草酸制剂、还原型谷胱甘肽保肝对症治疗，予醋酸泼尼松龙片 60 mg，每日 1 次口服（4 周内逐渐减量至 20 mg，每日 1 次，随后每 4 周减量 2.5 ~ 5 mg，目前应用 19 个月，2.5 mg，每日 1 次维持，总疗程 3 年或获得生化学缓解后 2 年）。

【随访】

经过上述治疗 1 个月后复查肝功能恢复正常，随访 19 个月肝功能均正常（图 10-2）。

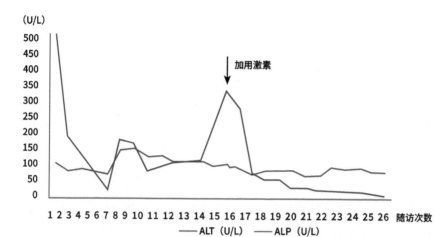

图 10-2　肝脏生化（ALT、ALP）随访结果

病例分析

1. 药物性肝损伤诊断

药物性肝损伤（drug-induced liver injury，DILI）是指由各类处方或非处方的化学药物、生物制剂、传统中药、天然药、保健品、膳食补充剂及其代谢产物乃至辅料等诱发的肝损伤。DILI 是最常见和最严重的药物不良反应之一，重者可致急性肝衰竭甚至死亡。DILI 的诊断仍属排他性诊断，首先要确认存在肝损伤，其次排除其他肝病，再通过因果关系评估确定肝损伤与可疑药物的相关程度。

2. 何种情况考虑肝组织活检

以下情况考虑肝组织活检：①经临床和实验室检查仍不能确诊 DILI，尤其是 AIH 仍不能排除时；②停用可疑药物后，肝脏生化指标仍持续上升或出现肝功能恶化的其他迹象；③停用可疑药物 1 ～ 3 个月，肝脏生化指标未降至峰值的 50% 或更低；④怀疑慢性 DILI 或伴有其他慢性肝病时；⑤长期使用某些可能导致肝纤维化的药物，如甲氨蝶呤等。

3. 药物诱导的自身免疫性肝炎

药物诱导的自身免疫性肝炎（drug-induced autoimmune hepatitis，DIAIH）是指由药物诱发自身免疫反应而引起的肝损伤，是药物性肝损伤慢性化的重要病理学机制。多数 DIAIH 用药或环境毒物接触时间达半年以上，以女性多见，年龄高于单纯 DILI 患者。DIAIH 患者临床表现多样，缺乏特异性，常有不典型的临床特征（如发热、皮疹、一些超敏反应、嗜酸性粒细胞增多），少数病例无明显临床症状，因此仅靠临床表现很难明确诊断。肝组织病理学特点是在 DILI 病理学改变基础上呈现明显界面炎，汇管区大量炎细胞浸润，浆细胞多见，小胆管增生。糖皮质激素治疗有效是 DIAIH 诊断的另一重要依据，但其应用时机及用药策略存在一定的争议。

4. 本病例诊断及治疗

（1）诊断：本病例患者为急性起病，既往无肝病史及肝病家族史，通过相关的检查排除病毒性肝炎、遗传代谢性疾病、酒精性肝炎、胆汁淤积性疾病、感染、血流动力学异常、血管闭塞性疾病等，通过 RUCAM 评分量表考虑药物性肝损伤诊断，并通过肝组织学检查明确，经过常规保肝治疗肝功能一度好转，但在未停用保肝药物情况下出现肝功能反复异常，患者血清免疫指标阳性，免疫球蛋白增高，通过第二次肝组织学检查明确为药物诱导的 AIH。

（2）治疗：首先停用可疑肝损伤药物，其次给予甘草酸制剂、还原型谷胱甘肽保肝治疗，明确为药物诱发 AIH 后加用激素治疗。糖皮质激素应用于 DILI 的治疗应十分谨慎，需严格掌握适应证，充分权衡治疗获益和可能的风险，宜用于治疗免疫机制介导的 DILI、停用肝损伤药物后生化指标改善不明显甚或继续恶化的患者。

病例点评

　　少数 DILI 患者因临床表现与经典 AIH 相似，可出现相关自身抗体阳性，临床较难与经典 AIH 鉴别。应详细采集用药史和分析自身免疫指标，动态观察临床治疗应答及免疫抑制剂停药后的反应，必要时行肝组织学检查加以鉴别。DIAIH 的早期诊断、及时应用糖皮质激素抑制异常免疫反应有助于疾病恢复，减少慢性化的发生。长期应用糖皮质激素可出现明显不良反应，其中除常见的"Cushing 体征"（满月脸、痤疮、水牛背、向心性肥胖等）以外，还可加重骨质疏松导致脊柱压缩性骨折和股骨头缺血性坏死等骨病，并与 2 型糖尿病、白内障、高血压、感染、精神疾病的发生有关。

参考文献

1. 中华医学会肝病学分会药物性肝病学组.药物性肝损伤诊治指南 [J].临床肝胆病杂志，2015，31（11）：1752-1769.

2. 卞兆连，邵建国，马雄.药物性肝损伤与自身免疫性肝炎的鉴别诊断与治疗策略 [J].临床肝胆病杂志，2018，34（6）：1156-1159.

3. 赵素贤，张玉果，谭普芳，等.药物诱导的自身免疫性肝炎与药物性肝损伤的临床特征对照研究 [J].中华肝脏病杂志，2016，24（4）：302-306.

（范作鹏）

病例 11
急性药物性肝损伤伴自身免疫现象

 病历摘要

【基本信息】

患者，女，68 岁，主因"肝功能异常 3 个月"入院。3 个月前患者自觉乏力、纳差，未予以重视。2 个月前患者自觉尿色加深如浓茶样，恶心，乏力明显，ALT 855.6 U/L，AST 327.1 U/L，TBIL 160.0 μmol/L，DBIL 96.55 μmol/L，腹部超声提示胆囊壁粗糙，PTA 90%，收入我院后考虑"药物性肝损伤"，经治疗后肝功能恢复正常出院。2 周前停用保肝药物后复查肝功能：ALT 491.3 U/L，AST 629.7 U/L，现为进一步治疗入院。

既往史：35 年前行宫外孕手术，高血压史 3 年，血压最高为 150/80 mmHg，口服清肝降压胶囊降压治疗，4 个月前因关节痛口服中成药物 1 周，具体成分不详。3 个月前所有药物停用，否认糖尿病、心脑血管疾病、肝炎、结核病史，否认输血史，否认过敏史。

【体格检查】

体温 36.4℃，血压 128/80 mmHg，心率 88 次 / 分，呼吸 20 次 / 分，神志清，精神可，肝掌（–），蜘蛛痣（–），全身浅表淋巴结未触及肿大，皮肤、巩膜无黄染，双肺呼吸音清，未闻及干、湿性啰音，心律齐，未闻及杂音，腹软，无压痛及反跳痛，肝脾未触及，移动性浊音（–），双下肢无水肿，神经系统（–）。

【辅助检查】

入院后化验提示肝功能：ALT 353.9 U/L，AST 275.9 U/L，TBIL 32.3 μmol/L，DBIL 18.5 μmol/L，γ-GT 185.2 U/L，ALP 190.0 U/L。凝血功能：PTA 86%。ANA 1 ∶ 1000，ACA 1∶1000，其他自身抗体均（–），IgG 25.7 g/L，IgA 4.66 g/L，IgM 1.51 g/L。甲、乙、丙、戊型肝炎抗体（–）。

腹部超声：胆囊壁粗糙。腹部 CT：肝左叶囊肿。肝穿刺病理（图 11-1）：小叶结构存在，肝实质及中央静脉周围可见小坏死灶及融合坏死，多量蜡质样细胞沉着，汇管区轻度扩大，其中 2 个汇管区内多量混合炎细胞浸润、聚集，并见多量浆细胞，边缘细胆管增生，轻—中度界面炎，考虑药物性肝损伤伴自身免疫反应。

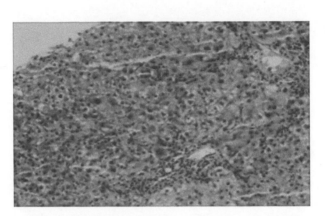

图 11-1　肝脏病理检查结果（HE 染色，×200 倍）

【诊断及诊断依据】

诊断：药物性肝损伤（肝细胞损伤型），急性 RUCAM 8 分，严重程度 3 级，伴自身免疫现象；高血压 2 级（高危组）；宫外孕术后。

诊断依据：患者为老年女性，既往无肝病史及肝病家族史，起病前曾口服中药治疗关节痛病史，RUCAM 评分为 8 分，经治疗后肝功能恢复正常，停用保肝药物后出现反复，除外其他病因所致肝损伤，自身抗体阳性，免疫球蛋白增高，肝穿刺活检提示药物性肝损伤伴自身免疫反应，诊断明确。

【治疗】

予以甘草酸制剂、还原型谷胱甘肽保肝对症治疗，予以醋酸泼尼松龙片 30 mg，每日 1 次口服（逐渐减量，疗程 3 个月）。

【随访】

经过上述治疗 2 周后复查肝功能恢复正常，随访 8 个月肝功能均正常。

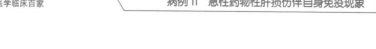

病例分析

1. 药物性肝损伤诊断（参见病例 10，病例分析）

2. 何种情况考虑肝组织活检（参见病例 10，病例分析）

3. DILI 与 AIH

（1）合并 DILI 的 AIH：在明确诊断为 AIH 患者中发生了 DILI，组织学常有纤维化表现。

（2）药物诱导的 AIH：患者本身有轻微 AIH 的表现，但不能确诊或者有 AIH 的易感因素，使用药物后出现典型的 AIH 表现称为药物诱导的 AIH。药物触发 AIH 的发生，随后不再依赖药物，即使停药，AIH 的表现仍然持续存在。

（3）自身免疫肝炎样 DILI：药物诱导的具有 AIH 血清学和组织学特征的肝损伤，此类患者最多见，往往呈慢性病程，表现为 AIH 样症状，但急性发作也可致肝衰竭，对糖皮质激素应答良好且停药后不易复发。

4. 本病例诊断及治疗

（1）诊断：本病例患者为急性起病，既往无肝病史及肝病家族史，通过相关检查排除病毒性肝炎、遗传代谢性疾病、酒精性肝炎、胆汁淤积性疾病、感染、血流动力学异常、血管闭塞性疾病等，通过 RUCAM 评分量表考虑药物性肝损伤诊断，经过常规保肝治疗肝功能恢复正常，但在停用保肝药物后出现肝功能反复，患者血清免疫指标阳性，免疫球蛋白增高，肝组织活检提示药物性肝损伤伴自身免疫反应，诊断明确。

（2）治疗：首先停用可疑肝损伤药物，其次给予甘草酸制

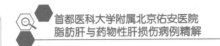

剂、还原型谷胱甘肽保肝治疗，明确为药物性肝损伤伴自身免疫现象后加用激素治疗，逐渐减量至停用后肝功能持续正常。

病例点评

自身免疫肝炎样 DILI 与药物诱发的 AIH 具有共同的特征，此类患者常常出现类似 AIH 的表现包括 IgG 升高、自身抗体阳性、界面炎等，二者治疗均需要使用免疫抑制剂。二者的区别在于：多数自身免疫肝炎样 DILI 患者通常用药 6 个月以上发病，且使用糖皮质激素的剂量较小、应答更快，最为重要的是病情缓解后停用糖皮质激素不会出现病情反复。在组织学方面，AIH 特征性组织学表现包括浆细胞浸润、肝细胞呈"玫瑰花环"样改变，以及淋巴细胞穿入现象；而汇管区中性粒细胞和嗜酸性粒细胞浸润及肝细胞胆汁淤积等多见于自身免疫肝炎样 DILI。

参考文献

1. 中华医学会肝病学分会药物性肝病学组 . 药物性肝损伤诊治指南 [J]. 临床肝胆病杂志，2015，31（11）：1752-1769.

2. 卞兆连，邵建国，马雄 . 药物性肝损伤与自身免疫性肝炎的鉴别诊断与治疗策略 [J]. 临床肝胆病杂志，2018，34（6）：1156-1159.

3. 周晓丽，梁庆升，孙颖，等 . 自身免疫样药物性肝损伤研究进展 [J]. 肝脏，2017，22（5）：460-463.

（范作鹏）

病例 12
急性药物性肝损伤
（肝细胞损伤型）

病历摘要

【基本信息】

患者，男，34岁，主因"乏力、食欲缺乏、尿黄1周"入院。1周前患者出现乏力、食欲缺乏、尿色深黄如浓茶，偶有恶心，无呕吐。于外院查肝功能：ALT 1238 U/L，AST 1046 U/L，TBIL 116 μmol/L，为求进一步治疗，就诊于我院。

既往史：湿疹病史，起病前应用肤痒颗粒（含苍耳子、地肤子、红花、川芎、白英）6天，雷公藤10天，百乐眠（含首乌藤）10天，头孢呋辛5天，复方盐酸伪麻黄碱缓释胶囊2天，否认过敏史，否认饮酒史，否认血制品应用史。

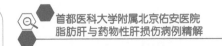

【体格检查】

体温 36.4℃，血压 120/80 mmHg，心率 78 次 / 分，呼吸 20 次 / 分，神志清，精神可，肝掌（－），蜘蛛痣（－），全身浅表淋巴结未触及肿大，皮肤、巩膜重度黄染，双肺呼吸音清，未闻及干、湿性啰音，心律齐，未闻及杂音，腹软，无压痛及反跳痛，肝脾未触及，肝区叩痛（＋），移动性浊音（－），双下肢无水肿，神经系统（－）。

【辅助检查】

入院后化验提示肝功能：ALT 1239 U/L，AST 329 U/L，TBIL 116 μmol/L，DBIL 112 μmol/L，γ-GT 35.3 U/L，ALP 145.5 U/L。凝血功能：PTA 90%。自身抗体均（－），IgG 10.1 g/L，IgA 1.92 g/L，IgM 1.19 g/L。甲、乙、丙、戊型肝炎抗体（－）。

腹部超声：轻度脂肪肝。肝穿刺病理：小叶结构存在，小叶内广泛小坏死灶，以中央静脉周围为著，有的形成小融合性坏死，小叶中心部分肝细胞内见淤胆，偶见胆栓，窦细胞反应活跃，蜡纸样细胞沉着，凋亡小体可见；部分汇管区轻度扩大，少量混合性炎细胞浸润，中度小叶性肝炎，符合药物性肝损伤。

【诊断及诊断依据】

诊断：药物性肝损伤（肝细胞损伤型），急性 RUCAM 9 分，严重程度 3 级。

诊断依据：患者为青年男性，既往无肝病史及肝病家族史，起病前有口服治疗湿疹药物病史，计算 R 值 ≥ 5，RUCAM 评分为 9 分，除外其他病因所致肝损伤，肝穿刺活检

笔记

提示中度小叶性肝炎，符合药物性肝损伤，诊断明确。

【治疗】

予以甘草酸制剂、还原型谷胱甘肽保肝对症治疗。

【随访】

经过上述治疗 18 天后复查肝功能恢复正常出院，随访 1 年肝功能均正常。

病例分析

1. DILI 诊断（参见病例 10，病例分析）

2. DILI 临床分型

（1）基于发病机制可分为固有型和特异质型。固有型 DILI 具有可预测性，与药物剂量密切相关，潜伏期短，个体差异不显著。特异质型 DILI 具有不可预测性，临床上较为常见，个体差异显著，与药物剂量常无相关性，临床表现多样。

（2）基于病程分为急性和慢性。目前我国药物性肝损伤指南将慢性 DILI 定义为：DILI 发生 6 个月后，血清 ALT、AST、ALP 及 TBIL 仍持续异常，或存在门静脉高压或慢性肝损伤的影像学和组织学证据。

（3）基于受损靶细胞分为肝细胞损伤型、胆汁淤积型、混合型和肝血管损伤型。由国际医学组织理事会初步建立、后经修订的前三种 DILI 的判断标准为：肝细胞损伤型：$ALT \geqslant 3 \times ULN$，且 $R \geqslant 5$；胆汁淤积型：$ALP \geqslant 2 \times ULN$，且 $R \leqslant 2$；混合型，$ALT \geqslant 3 \times ULN$，$ALP \geqslant 2 \times ULN$，且

$2 < R < 5$。$R = (\text{ALT 实测值 / ALT ULN}) / (\text{ALP 实测值 / ALP ULN})$。在病程的不同阶段计算 R 值，有助于更准确地判断 DILI 的临床类型及其演变。若 ALT 和 ALP 达不到上述标准，则称为"肝脏生化学检查异常"。肝血管损伤型 DILI 相对少见，发病机制尚不清楚，靶细胞可为肝窦、肝小静脉和肝静脉主干及门静脉等处的内皮细胞。临床类型包括肝窦阻塞综合征 / 肝小静脉闭塞病、紫癜性肝病、布加综合征、可引起特发性门静脉高压症的肝汇管区硬化和门静脉栓塞、肝脏结节性再生性增生等。

3. 本病例诊断及治疗

（1）诊断：本病例患者为急性起病，既往无肝病史及肝病家族史，通过相关检查排除病毒性肝炎、遗传代谢性疾病、酒精性肝炎、胆汁淤积性疾病、感染、血流动力学异常、血管闭塞性疾病等，通过 RUCAM 评分量表考虑药物性肝损伤诊断，根据 R 值及病程诊断急性药物性肝损伤（肝细胞损伤型）明确，肝组织活检证实以上诊断。

（2）治疗：首先停用可疑肝损伤药物，其次给予甘草酸制剂、还原型谷胱甘肽保肝治疗。

病例点评

我国发表的中国大陆药物性肝损伤发病率及病因的文章中提到，药物性肝损伤在中国大陆发病率为 23.8/10 万。在回顾性研究 25 927 例 DILI 患者中肝细胞损伤型占 51.39%，混合型占 28.3%，胆汁淤积型占 20.31%；在造成 DILI 的单一药物中，中药及膳食补充剂占 26.81%。急性 DILI 大多数预后良好。

参考文献

1. 中华医学会肝病学分会药物性肝病学组 . 药物性肝损伤诊断指南 [J]. 临床肝胆病杂志，2015，31（11）：1752-1769.
2. SHEN T，LIU Y，SHANG J，et al. Incidence and etiology of drug-induced liver injury in mainland China[J]. Gastroenterology，2019，156（8）：2230-2241.

（范作鹏）

病例 13
非肥胖型（瘦型）脂肪肝

病历摘要

【基本信息】

患者，女，27岁，主因"反复肝功能异常半年"入院。患者半年前在当地体检中心体检时发现肝功能异常，ALT 142.2 U/L，AST 125.4 U/L，当地医院给予双环醇、多烯磷脂酰胆碱等药物治疗，患者未规律服用，定期复查肝功能。ALT波动于 65.3 ~ 349.2 U/L，AST 波动于 125 ~ 309.2 U/L，TBIL波动于 16 ~ 20.2 μmol/L，DBIL 波动于 12 ~ 15.5 μmol/L，GGT 波动于 55.6 ~ 75.9 U/L。ALB 32.9 g/L，抗核抗体、线粒体抗体、ds-DNA、抗心磷脂抗体阴性，患者无明显乏力、尿黄，无恶心、呕吐，无发热等不适，为进一步治疗来我院，为进一步明确诊断收入病房。

既往史：患者于 10 余年前发现肝脾大，无不适，未诊治。否认肝病家族史，否认肝炎接触史，既往除保肝药外未曾服用其他药物及保健品，未染发，否认高血压、糖尿病史，否认饮酒史，否认过敏史。

【体格检查】

身高 162 cm，体重 52 kg，腰围 86 cm，臀围 87 cm，体温 36.4 ℃，血压 105/70 mmHg，心率 82 次 / 分，呼吸 20 次 / 分，神志清，精神可，肝掌（－），蜘蛛痣（－），全身浅表淋巴结未触及肿大，皮肤、巩膜无明显黄染，双肺呼吸音清，未闻及干、湿性啰音，心律齐，未闻及杂音，腹软，无压痛及反跳痛，肝肋下 7 cm，质软，无触痛，脾肋下 2 cm，质韧，无触痛，移动性浊音（－），双下肢无水肿。

【辅助检查】

入院后进一步筛查，乙肝五项检测：乙型肝炎表面抗原滴度Ⅱ＜ 0.05（－），HBsAb ＞ 1000（＋），HBeAg 0.084（－），HBeAb 0.006（＋），HBcAb 0.007（＋），乙型肝炎前 S1 抗原（－），乙型肝炎前 S1 抗体（－）；HBV-DNA 测定未检测到；HIV-PT 0.302（－），丙型肝炎抗体Ⅱ 0.042（－）；甲肝抗体 IgG（－），甲肝抗体 IgM（－）；戊肝抗体（－）；自身抗体（－）；肝功能示 ALT 120.3 U/L，AST 127.0 U/L，TBIL 23.7 μmol/L，DBIL 14.2 μmol/L，γ-GGT 186.5 U/L，TBA 19.9 μmol/L，CHE 5631.0 U/L；BUN 3.29 mmol/L，Cr 26.7 μmol/L，UA 216.0 μmol/L，GLU 3.6 mmol/L，TC 3.65 mmol/L，PTA 80%，AFP 4.38 ng/mL，AFP-L3 ＜ 0.605 ng/mL，APT 24.0 mAU/mL；

IgG 11.0 g/L，IgA 1.98 g/L，IgM 1.2 g/L，CER 0.169 g/L，β_2-MG 0.2；血型测定（进口）O 型，RhD 抗原（+）；全血细胞分析示 WBC 3.66×10^9/L，HGB 99.0 g/L，PLT 176.0×10^9/L。

　　腹部超声：脂肪肝，脾大，脾静脉增宽，肝内钙化灶，胆囊腔内高至强回声——胆泥？胆囊壁毛糙。

　　胃镜：未见食管胃静脉曲张，提示慢性浅表性胃炎，十二指肠球部霜斑样溃疡。

　　CT 平扫：（上腹部＋下腹部＋盆腔）肝表面光整，各叶比例尚可。肝脏体积增大。平扫肝脏密度弥漫性减低，CT 值约 –2 HU，肝内见斑点状及条状高密度影。脾脏稍大，厚约 50 mm，密度均匀。考虑诊断：①重度脂肪肝可能性大；②肝内钙化灶。

　　肝脏弹性检测：CAP 251dB/m，LSM 12 kPa。

　　进一步行肝穿刺病理（图 13-1）：小叶结构存在，肝细胞肿胀明显，气球样变肝细胞多见，Mallory 小体形成，Ⅲ带及Ⅱ带肝细胞大泡性脂变（约 70%），多量点灶状坏死（平均 > 4 个 /20 × F），坏死灶为混合性炎细胞，可见脂性肉芽肿，中度窦周纤维化，偶见肝细胞及毛细胆管淤胆，汇管区轻度扩大，单个核细胞浸润，纤维组织轻度增生。

　　考虑重度非酒精性脂肪性肝炎伴轻度淤胆，NAS：3+3+2=8 分，纤维化 S1b。免疫组化：HBsAg（–），HBcAg（–），CK7（胆管 +），CK19（胆管 +）。

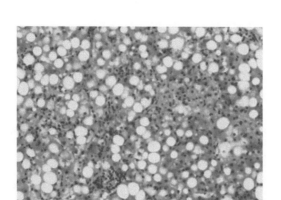

图 13-1　肝穿刺病理（HE 染色，×400 倍）

【诊断及诊断依据】

诊断：非酒精性脂肪性肝炎，贫血轻度，胆囊炎，慢性浅表性胃炎，十二指肠球部霜斑样溃疡。

诊断依据：患者为青年女性，既往有肝脾大病史，反复肝功能异常，否认饮酒史，患者虽体型消瘦，体重指数 19.8 kg/m^2，但腰围大于 85 cm，属于腹型肥胖，查体可见肝脾大。外院及我院检查可除外嗜肝病毒感染、肝豆状核变性、自身免疫性肝炎等其他病因，影像学支持脂肪肝诊断，病理提示重度非酒精性脂肪性肝炎伴轻度淤胆，NAS：3+3+2=8 分，纤维化 S1b，考虑非酒精性脂肪性肝炎诊断明确。

【治疗】

指导患者改变不良生活方式，减少腰围，加强健康饮食及锻炼，适当控制膳食热量摄入，调整膳食结构，同时给予维生素 E 500 mg、每日 1 次，多烯磷脂酰胆碱保肝治疗，定期随访。3 个月后患者体重无明显下降，但腰围减少 5 cm，复检肝功能：ALT 35.2 U/L，AST 38.5 U/L，TBIL 19.7 μmol/L。

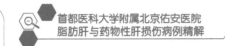

病例分析

1. 非酒精性脂肪肝是否只有胖人才会有

非酒精性脂肪肝患者通常合并肥胖症（51.3%，95% *CI*：41.4% ～ 61.2%）。与肥胖症密切相关的富含饱和脂肪酸和果糖的高热量膳食结构，以及久坐少动的生活方式是非酒精性脂肪肝的危险因素；但腰围增粗与胰岛素抵抗和非酒精性脂肪肝的关联高于皮下脂肪增多及 BMI 增加。目前我国成人总体肥胖、腹型肥胖患病率分别高达 7.5%、12.3%。BMI 正常成人（瘦人）非酒精性脂肪肝患病率亦高达 10% 以上。因此，非酒精性脂肪肝不仅仅见于肥胖症患者，正常成人（瘦人）也可以患非酒精性脂肪肝。

2. 非酒精性脂肪肝的鉴别诊断

临床疑诊非酒精性脂肪肝和非酒精性脂肪性肝炎时，需要排除过量饮酒、HCV 基因 3 型感染、肝豆状核变性、自身免疫性肝炎及药物性肝损伤等可以导致肝脂肪变的其他病因，并判断是否并存慢性乙型肝炎等肝脏疾病。

病例点评

患者为青年女性，体型偏瘦，但腹围大于 85 cm，属于腹型肥胖。患者在病程中同时合并贫血，进一步补充病史，患者在糕点厂从事出纳工作，经常以各种糕点代替早餐或午餐，同时平时饮食结构不合理，晚餐仅进食主食和蔬菜，从不吃肉、鸡蛋及奶制品，从不进行体育锻炼，诊断非酒精性脂肪性肝炎后，患者停止进食糕点，增加蛋白类食物摄入，增加运动，随访可见腹围减少，上肢及下肢肌肉力量加强，脂肪肝好转，肝功能恢复正常。

参考文献

1. KWOK R，CHOI K C，WONG G L，et al. Screening diabetic patients for non-alcoholic fatty liver disease with controlled attenuation parameter and liver stiffness measurements：a prospective cohort study[J]. Gut，2016，65（8）：1359-1368.

2. 中华医学会肝病学分会脂肪肝和酒精性肝病学组，中国医生协会脂肪性肝病专家委员会.非酒精性脂肪性肝病防治指南（2018 更新版）[J].临床肝胆病杂志，2018，34（5）：947-957.

（仇丽霞）

病例 14
酒精性肝硬化慢性肝衰竭及酒精依赖

病历摘要

【基本信息】

患者，男，50岁，主因"肝硬化3年余，乏力、发热20天"入院。患者于3年余前无明显诱因出现呕鲜血（具体量不详），急诊收入北京某医院，诊断为"酒精性肝硬化失代偿期、上消化道出血"，经止血治疗后，活动性出血停止，行胃镜检查具体结果不详。后反复出现腹水，肝功能异常，总胆红素波动在100 μmol/L左右，经治疗后腹水减少，患者未戒酒。20天前患者在饮酒、着凉后出现乏力、发热，体温高峰不详，无恶心、呕吐、呕血、黑便，患者开始未重视，仍继续饮酒，但是乏力症状加重，出现腹胀和双下肢水肿，服用利尿药效果欠佳，而且 2 天前尿量开始明显减少至 200 mL/d，自测体温为 39.0 ℃，自行服用退热药物（具体不详），症状无明显好转。为进一步诊治来我院急诊，考虑感染性休克、酒精性肝硬化失代偿期，给予拉氧头孢抗感染治疗，多巴胺升压治疗，并给予保肝治疗，但是症状改善欠佳，为进一步诊治收入院。患者自发病以来精神差、食量减少、睡眠差、尿量少、大便稀，每日 2～3 次，体重无变化。

既往史：吸烟 40 年，平均每日吸烟 15 支，饮酒 40 年，均饮用白酒（56 度），每周 7 次，每次饮酒量约 500 g。否认高血压、糖尿病、心脏病史。否认药物过敏史。已婚，育有一子。否认肝病家族史。

【体格检查】

体温 38.2 ℃，血压 95/55 mmHg，心率 105 次/分，呼吸 22 次/分，神志清，精神差，面色稍暗，皮肤、巩膜重度黄染，心肺（－），腹膨隆，中下腹压痛和反跳痛（＋），肝区叩击痛（＋），肝肋下未触及，脾肋下 4 cm，质硬，无触痛，移动性浊音可疑（＋），双下肢中度水肿，扑翼样震颤（－），踝阵挛（－）。

【辅助检查】

入院后化验提示乙肝五项：HBsAg ＜ 0.05（－），HBsAb ＞ 1000（－），HBeAg 0.084（－），HBeAb 0.006（－），HBcAb 0.007（－）；HIV-PT 0.302（－），抗 HCV Ⅱ 0.042（－）。全血细胞分析：WBC 16.23×10^9/L，HGB 79 g/L，PLT 36×10^9/L。

凝血项：PT 46.8 s，PTA 16%。肝功能：ALT 25.7 U/L，AST 57.9 U/L，TBIL 511.1 μmol/L，DBIL 307.7 μmol/L，ALB 16.1 g/L。血生化：Cr 351.9 μmol/L，K^+ 4.83 mmol/L，Na^+ 119.1 mmol/L，NH_3 124 μg/dL，PCT 18.8 ng/mL，乳酸 5.56 mmol/L。血气分析加离子分析：pH 7.45，pCO_2 19.4 mmHg，PO_2 90.5 mmHg，实际碳酸氢盐浓度 13.1 mmol/L，剩余碱 –9.1 mmol/L；甲、乙型流感病毒抗原（－）。血液培养：无菌生长。

腹部超声：肝硬化，脾大，侧支循环形成，肝囊肿，胆泥淤积，胆囊肿大，胆囊壁毛糙增厚，腹水少量。

心电图：窦性心律，非特异性室内传导阻滞，长 QTc 间期。

数字化摄影（胸部正侧位）：两肺纹理增重模糊，似可见斑点影，双肺少许慢性炎症可能。

腹部 CT：①肝硬化伴多发再生结节形成，脾大，侧支循环形成，门脉海绵样变，少量腹水；②肝囊肿；③胆囊炎。

心脏超声：二尖瓣反流少量，三尖瓣反流少量。

【诊断及诊断依据】

诊断：脓毒症休克，酒精性肝硬化失代偿期慢性肝衰竭，腹水，腹腔感染，脾功能亢进低蛋白血症，肝性脑病 1 期，肝肾综合征，中度贫血，低钠血症，低氯血症，肺部感染可能。

诊断依据：患者为中年男性，慢性病程，既往有长期大量饮酒史，3 年前诊断酒精性肝硬化失代偿期，合并消化道出血、腹水等并发症，患者未能戒酒，病程持续进展，此次着凉后出现发热，伴乏力、尿黄，查体慢肝征阳性，巩膜重度黄染，脾大，腹水征阳性，腹部有压痛及反跳痛，双下肢水肿。入院后检查黄疸大于 170 μmol/L，凝血酶原活动度小于 40%，除外病毒性肝炎，故考虑酒精性肝硬化基础上慢性肝衰竭，同时合并肝性脑病、腹水、脾功能亢进、低蛋白血症、肝肾综合征等并发症，患者入院时持续血压低，伴高热，WBC 升高，PCT 水平升高，乳酸升高 > 4 mmol/L，考虑合并脓毒血症休克，结合患者查体腹部压痛及反跳痛阳性，考虑腹腔感染，患者肺部未闻及啰音，但胸片可见两肺纹理增重模糊，似可见斑点影，考虑肺部感染可能。

【治疗】

入院后继续急诊方案，给予拉氧头孢抗感染治疗，给予去甲肾上腺素联合特利加压素泵入，改善肾功能，给予呋塞米利尿治疗，给予补充白蛋白 60 g/d，预约血浆补充凝血因子，同时积极给予保肝、退黄等支持治疗，患者体温逐渐降至正常，生命体征趋于平稳，尿量较前增多。全血细胞分析：WBC 3.24×10^9/L，HGB 75 g/L，PLT 28×10^9/L。凝血项：PT 46.8 s，PTA% 25%。肝功能：ALT 14.4 U/L，AST 30.6 U/L，TBIL 344.6 μmol/L，DBIL 228.7 μmol/L，ALB 35.4 g/L。血生化：Cr 78.9 μmol/L，K^+ 3.83 mmol/L，Na^+ 137.3 mmol/L，NH_3 64 μg/dL，PCT 0.08 ng/mL，乳酸 2.16 mmol/L。患者感染控制，肾功能好转，肝功能好转，但仍为慢性肝衰竭状态，家属拒绝肝移植等进一步治疗方式，要求回家。在治疗过程中，患者仍偶有少量饮酒行为，考虑到戒酒困难，故加用巴氯芬协助戒酒，开始剂量为 5 mg，每日 3 次，3 天后剂量加倍，持续应用，定期随访，3 个月后随诊，患者未再饮酒，肝功能稳定。

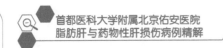

病例分析

1. 重症酒精性肝炎与酒精性肝病基础上肝衰竭的鉴别

重症酒精性肝炎在《2018 年美国胃肠病学会（ACG2018）指南》中提出了较明确的标准：①患者黄疸及相关并发症快速发展；② 8 周内有大量饮酒史；③ TBIL ＞ 51 μmol/L；④ ALT 和 AST 升高 ＞ 1.5 ULN（＜ 400 U/L）；⑤排除其他肝病；⑥建议活检。我国《2018 酒精性肝病防治指南》里对重症酒精性肝炎的描述为：酒精性肝炎患者出现肝衰竭的表现，如黄疸、凝血机制障碍、肝性脑病、急性肾衰竭、上消化道出血等，常伴有内毒素血症。《EASL 指南》建议 MDF（Maddrey discriminant function，MDF）≥ 32 分的酒精性肝病患者为重症酒精性肝炎。

重症酒精性肝炎具有显著的组织炎症反应及循环中高水平的促炎因子，应用抗炎症反应药物成了重要的治疗手段。2009 年美国指南推荐（Ⅰ类 A 级）：MDF ≥ 32，伴或不伴肝性脑病且无糖皮质激素使用禁忌证的患者，应该考虑 4 周 1 个疗程的泼尼松龙（40 mg/d），共 28 天，然后停药或 2 周内逐渐减量。对于酒精性肝病基础上肝衰竭，我国肝衰竭诊治指南（2018 年版）提出，慢性肝衰竭是在肝硬化基础上，缓慢出现肝功能进行性减退和失代偿：①血清 TBIL 升高，常小于 10×ULN；②白蛋白明显降低；③血小板明显下降，PTA ≤ 40%（或 INR ≥ 1.5），并排除其他原因者；④有顽固性腹水或门静脉高压等表现；⑤肝性脑病。

笔记

重症酒精性肝炎更倾向于应用激素控制病情，患者对激素反应也较好，但对慢性肝衰竭不推荐应用激素。

2. 酒精性肝炎常用评分系统

至今尚无关于 AH 病情程度的特异性评价方案。比较常用的指标包括：① Child-Turcotte Pugh（CTP）评分，包含 PT、TBIL、ALB 及肝性脑病和腹水程度等因素，目前仍是一个很好的肝功能评价系统；② Mayo 终末期肝病模型（model for end-stage liver disease，MELD）评分，观察指标包括 PT、Cr 和 TBIL，不含主观指标，并能预测肝肾综合征（hepato-renal syndrome，HRS）是否发生；③ MDF 评分是从判断糖皮质激素治疗酒精性肝炎的临床试验中得来的，MDF=4.6×（PT– 正常对照）+TBIL（mg/dL），如果患者出现肝性脑病，MDF ≥ 32，短期病死率超过 50%。由于评价方法各有偏向，因此需根据患者酒精性肝炎的不同阶段（在脂肪肝或肝硬化的基础上）和程度选择相应的评价标准和治疗方法。多数学者认为，CTP > 8、MELD 评分 > 11 及 MDF ≥ 32 提示患者预后不良。对于酒精性肝炎的严重程度和预后判断，目前推荐采用 MDF、MELD 和 Lille 模型进行评估，并基于以上评估方法制定治疗方案。

病例点评

在全球范围内，有害饮酒每年约导致 330 万人死亡。全球 5.1% 疾病负担由酒精消耗造成。完全戒酒是最主要和最基本的治疗措施。戒酒可改善预后及肝损伤的组织学，降低门脉

笔记

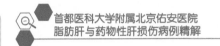

压力，延缓纤维化进程，提高所有阶段酒精性肝病患者的生存率。在康复计划中，降低患者的饮酒欲望非常重要。巴氯芬可降低患者对酒精的渴望，延长复发时间，同时无明显不良反应。对 Child-Pugh 评分 C 级的肝硬化患者疗效最显著，这也提示了对患者进行严格戒酒治疗的重要性。

参考文献

1. 中华医学会肝病学分会脂肪肝和酒精性肝病学组，中国医生协会脂肪性肝病专家委员会.酒精性肝病防治指南（2018 年更新版）[J]. 实用肝脏病杂志，2018，21（2）：170-176.

2. 马力，郑聘聘，王炳元.酒精性肝炎的诊断与治疗策略 [J]. 传染病信息，2011，24（5）：267-270.

3. 中华医学会感染病学分会肝衰竭与人工肝学组，中华医学会肝病学分会重型肝病与人工肝学组.肝衰竭诊治指南（2018 年版）[J].中华肝脏病杂志，2019，27（1）：18-26.

4. MITCHELL M C，FRIEDMAN L S，MCCLAIN C J. medical management of severe alcoholic hepatitis：expert review from the clinical practice updates committee of the AGA institute[J]. Clinical Gastroenterology and Hepatology，2017，15（1）：5-12.

（仇丽霞）

病例 15
酒精性肝病伴抑郁症、情感障碍

📋 病历摘要

【基本信息】

患者，男，43岁，主因"乏力、腹胀6月余，尿黄2周"入院。患者于6月余前出现四肢乏力，勉强坚持日常活动，伴轻度腹胀。未给予重视及诊治，继续每日饮啤酒10余瓶，1个月前患者排黑便（具体量不详）后，就诊于当地医院急诊，血常规示 WBC 15.88×10^9/L，HGB 72 g/L，PLT 98×10^9/L，考虑"上消化道出血"，给予保肝、抑酸、止血、补液、输血对症治疗，患者活动性出血停止。2周以来感尿黄，如浓茶水样，伴乏力，腹胀明显，肝功能显示 ATL 135.6 U/L，AST 212.8 U/L，

TBIL 201.0 μmol/L，腹部增强 CT 示肝硬化、腹水，胃镜检查示食管静脉曲张，给予保肝、退黄、补充白蛋白、利尿对症治疗，腹胀痛未见明显缓解，为进一步诊治来我院，收入病房。

既往史：偶尔吸烟，饮酒 25 年，主要饮啤酒，每周 7 次，每次 10 余瓶。否认高血压、糖尿病、心脏病史。否认外伤及手术史。否认药物过敏史。离异 10 年，育有一子。否认肝病家族史。

【体格检查】

体温 36.4℃，血压 125/75 mmHg，心率 95 次 / 分，呼吸 20 次 / 分，神志清，精神差，计算力、定向力正常，慢性肝病面容，皮肤、巩膜重度黄染，肝掌（+），前胸散在蜘蛛痣，心律齐，双肺呼吸音粗，未闻及明显干、湿性啰音，腹饱满，全腹压痛（+）、反跳痛（+），肝脾肋下未触及，移动性浊音（+），双下肢无水肿，扑翼样震颤（±），踝阵挛（+）。

【辅助检查】

入院后化验提示全血细胞分析：WBC 15.06×10^9/L，PLT 145×10^9/L，HGB 81 g/L。肝功能：ATL 81.4 U/L，AST 97.8 U/L，TBIL 412.1 μmol/L，DBIL 308 μmol/L，TP 65.8 g/L，ALB 30.2 g/L。血生化：LIREA 3.59 mmol/L，Cr 65.2 μmol/L。PTA 34%。乙肝五项：HBsAg < 0.05（−），HBsAb > 1000（+），HBeAg 0.084（−），HBeAb 0.006（+），HBcAb 0.007（+）；HIV-PT 0.302（−），丙型肝炎抗体 II 0.042（−）；PCT 6.13 ng/mL。细菌内毒素检测（鲎试验）（血浆）15 pg/mL，NH_3 96 μg/dL。

腹部超声：弥漫性肝病表现，脂肪肝，侧支循环形成，胆囊大，胆囊壁毛糙，胆泥淤积，左侧肾囊肿，腹水中量。

腹部 CT：①肝硬化，脾稍大，侧支循环形成，腹水；②不均匀脂肪肝可能；③肝小囊肿，左侧肾囊肿；④胆囊炎；⑤前列腺钙化。

肺部 CT：①两肺炎症；②PICC 术后改变。

心脏超声：三尖瓣反流少量。

行腹腔穿刺，腹水送检，腹水常规提示：黄色微混，李凡他试验（＋）。

【诊断及诊断依据】

诊断：酒精性肝硬化失代偿期，慢加亚急性肝衰竭；腹水；腹腔感染；肝性脑病 1 期；低蛋白血症；食管静脉曲张；贫血中度；肺部感染；脂肪肝；肾囊肿。

诊断依据：患者为中年男性，慢性病程，加重 2 周，否认慢肝病史，既往有长期大量饮酒史，出现消化道出血后快速合并腹胀、尿黄、乏力等症状，查体慢肝征（＋），巩膜重度黄染，腹水征（＋），腹部有压痛及反跳痛，扑翼样震颤（±），踝阵挛（＋）。入院后检查黄疸大于 170 μmol/L，凝血酶原活动度小于 40%，除外病毒性肝炎，合并肝性脑病、腹水，故考虑酒精性肝硬化基础上慢加亚急性肝衰竭，同时合并腹水、肝性脑病并发症。患者白细胞计数升高，血小板容积及内毒素水平升高，结合胸部 CT、腹水检查、腹部压痛及反跳痛（＋）、肺部呼吸音粗等，综合考虑肺部感染及腹腔感染。

【治疗】

入院后患者开始戒酒，同时给予亚胺培南抗感染、异甘草酸镁保肝、思美泰退黄治疗；同时补充维生素 K_1、纠正贫血、营养支持、输血浆补充凝血及对症治疗，患者感染逐渐控制，肝功能好转，腹水减少，血氨下降至正常，但患者仍有间断腹胀痛，可自行缓解，入院 2 周时抗生素降级至拉氧头孢，同时继续保肝退黄支持治疗。在入院 3 周时，腹胀痛加重，伴有下肢疼痛，不能忍受，需应用曲马多、吗啡等强效镇痛药物，同时夜眠差，几乎无睡眠。此时复查血常规：WBC 7.74×10^9/L，HGB 88 g/L，PLT 140×10^9/L。肝功能（2018-7-6）：ALT 42.5 U/L，AST 86.5 U/L，TBIL 187.1 μmol/L，DBIL 147.9 μmol/L，ALB 35.9 g/L。血生化：UREA 8.65 mmol/L，Cr 56 μmol/L，PTA 53%。细菌内毒素检测（鲎试验）（血浆）5 pg/mL。PCT 0.21 ng/mL。进一步复查腹部 CT：腹水较前减少，胰腺等脏器未见异常。查体扑翼样震颤（-），踝阵挛（-）。患者症状与临床不符，请精神科进一步会诊，考虑患者目前戒酒 3 周，有腹部及下肢疼痛不适，夜眠差，情绪低落，考虑诊断酒精依赖综合征、酒精所致抑郁障碍，加用舍曲林50 mg（每日 1 次），1 周后酌情加量至 100 mg（每日 1 次），同时加用劳拉西泮改善睡眠，补充 B 族维生素，加强保肝治疗，嘱家属加强监护，避免复饮。加用上述药物后随访发现，患者腹痛及下肢痛症状逐渐缓解，睡眠好转，肝功能稳定恢复。

病例分析

1. 常见酒精性精神障碍疾病的类型

（1）慢性酒精中毒性脑病：是由于长期大量饮酒导致神经系统严重损伤，引起脑器质性损伤。通常病变范围较广泛，可累及双侧大脑半球、小脑及脑干等。临床表现复杂多样，可出现注意力不集中、嗜睡、易激惹、记忆力受损、眼肌麻痹、共济失调等症状，严重者甚至出现震颤、幻觉、谵妄和昏迷等异常。慢性酒精中毒引起的幻觉症、妄想症应与精神分裂和偏执性精神障碍等症状相区别，后者多具有某种性格倾向，常因某种精神创伤或刺激而诱发，持续时间较长，经精神科专科治疗可有所恢复。

（2）急性酒精中毒：是指一次性摄入过量酒精或酒类饮料后，引起的中枢神经系统由兴奋转变为抑制的状态，一般急诊多见。急性酒精中毒的诊断相对比较容易，根据患者病情进展，详细查体，监测血液中酒精浓度（blood alcohol concentration，BAC），即可做出诊断。

（3）Wernicke 脑病：是由维生素 B_1 缺乏引起的，临床上可出现意识模糊、共济失调和眼肌麻痹等症状，如不及时治疗会导致不可逆性脑损伤。酒精性肝病患者由于长期饮酒，常伴有营养不良，可导致维生素 B_1 缺乏，使维生素 B_1 转化成具有活性硫胺素焦磷酸盐的过程受损。此外，酒精依赖者可存在低镁血症，又会加重其临床表现。一旦维生素 B_1 缺乏患者出现记忆力下降、表情淡漠、精神与行为异常等表现，需考虑 Wernicke 脑病的可能。

（4）酒精戒断综合征：酒精依赖者突然中断饮酒或明显减少饮酒量后，出现谵妄、幻觉、四肢抖动、共济失调等一系列神经精神症状，常在戒酒后 6 ～ 24 小时内发生，也有人认为一般发生在末次饮酒后 24 ～ 72 小时内。神经精神症状的出现可能与乙醇刺激的突然去除造成脑内 GABA 抑制效应的降低及交感神经系统被激活有关。

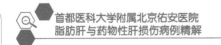
2. 酒精性肝病合并精神疾病

对于酒精应用障碍患者，在 EASL 指南中还强调应行精神系统疾病的筛查，因为酒精应用障碍患者有相当比例合并焦虑、抑郁乃至精神分裂症的情况。对于这些患者，EASL 建议进行其他成瘾性物质如烟草及毒品等的筛查。

病例点评

在酒精性肝病患者中，如发现精神问题，首先需要鉴别是酒精性精神障碍还是酒精性肝病合并精神疾病，患者的焦虑、幻觉、妄想等临床症状皆可在酒精性精神障碍或者酒精性肝病合并精神疾病中出现，需要进一步区分。

参考文献

1. 胡伟，韩涛，刘华. 酒精性肝病与精神障碍 [J]. 实用肝脏病杂志，2014，（1）：92-94.

2. 中华医学会肝病学分会脂肪肝和酒精性肝病学组，中国医生协会脂肪性肝病专家委员会. 酒精性肝病防治指南（2018 更新版）[J]. 中华肝脏病杂志，2018，26（3）：188-194.

3. ZAHR N M，KAUFMAN K L，HARPER C G. Clinical and pathological features of alcohol-related brain damage[J]. Nat Rev Neurol，2011，7（5）：284-294.

4. MCCORMICK L M，BUCHANAN J R，ONWUAMEZE O E，et al. Beyond alcoholism：Wernicke -Korsakoff syndrome in patients with psychiatric disorders[J]. Cogn Behav Neurol，2011，24（4）：209-216.

（仇丽霞）

病例 16
急性丙型肝炎

【基本信息】

患者，男，43岁，主因"腹胀、纳差1个月"于2018年11月7日收入我院。患者于1个月前无明显诱因出现腹胀、纳差，进食量减少为平日的1/2，伴间断恶心，伴尿黄如浓茶，无腹痛、腹泻、发热，无皮肤瘙痒、大便灰白。5天前检查肝功能异常，乙肝表面抗体、e抗体、核心抗体阳性，丙肝抗体阳性，ALT 744.1 U/L，AST 236 U/L，TBIL 33.8 μmol/L，DBIL 15.3 μmol/L。HCV-RNA测定 1.49×10^{6} IU/mL。丙型肝炎病毒RNA基因1b型。现为进一步诊治收入院。

既往史：2 月余前因重物砸伤，诊断为"脊髓损伤"，术前化验丙肝抗体阴性，行手术治疗，术后接受康复治疗。否认输血史。

【体格检查】

神清，精神可，肝掌（－），蜘蛛痣（－），皮肤、巩膜无明显黄染，双肺呼吸音清，未闻及明显干、湿性啰音；心律齐，无杂音；腹软，无压痛、反跳痛，肝脾肋下未触及，移动性浊音（－）；上肢肌力Ⅴ级，双下肢肌力Ⅰ级，肌张力无亢进，双下肢痛觉、触觉、位置觉减退，右下肢为著，双侧病理征（－）。

【辅助检查】

入院后完善相关检查：WBC 4.61×10^9/L，HGB 161 g/L，PLT 282×10^9/L，ALT 524.5 U/L，AST 150.7 U/L，TBIL 37.8 μmol/L，DBIL 17.3 μmol/L，ALB 42.5 g/L，Cr 45.3 μmol/L，eGFR 131.4 mL/（min · 1.73 m²）。AFP 7.31 ng/mL。乙型肝炎表面抗原（－），乙型肝炎表面抗体、e 抗体、核心抗体（＋）。PT 12.9 s，PTA 79%。ANA（＋）（1 ∶ 100）核仁型，抗核抗体谱（－），IgG 14.5 g/L。腹部超声：肝囊肿，脾厚。肝弹性检测 LSM 值：5.2 kPa。

【诊断及鉴别诊断】

诊断：丙型病毒性肝炎（急性黄疸型），脊髓损伤，脊髓损伤术后。

诊断分析：2018 年 8 月 13 日患者于某三甲医院化验丙肝抗体阴性，2018 年 11 月 6 日于我院化验丙肝抗体阳性，HCV-

RNA 1.49×10^{6} IU/mL，患者 6 个月内 HCV 抗体由阴性转为阳性，故考虑诊断为丙型病毒性肝炎（急性黄疸型）。

鉴别诊断：主要与以下几种疾病相鉴别。①慢性丙型肝炎：有可疑 HCV 感染流行病学史，抗 HCV 阳性超过 6 个月。②酒精性肝病：由于长期大量饮酒导致的中毒性肝损伤，一般饮酒史超过 5 年，折合乙醇量男性 ≥ 40 g/d，女性 ≥ 20 g/d，或 2 周内 > 80 g/d。ALT、AST、GGT、MCV 等指标升高，AST/ALT > 2，排除嗜肝病毒感染、药物等原因所致的肝损伤可能。③自身免疫性肝炎：该病以女性多见，常存在面部红斑、关节肿痛等表现，伴血清转氨酶和 γ 球蛋白升高，ANA和（或）SMA 阳性；抗 LKM1 阳性；肝组织检查可进一步明确诊断。

【治疗】

经积极保肝治疗后，11 月 13 日复查 ALT 194.4 U/L，AST 105.4 U/L，TBIL 29.5 μmol/L。患者肝功能较前恢复，家属积极要求抗病毒治疗，于 11 月 15 日加用索磷布韦 / 维帕他韦 1 片、每日 1 次口服抗病毒治疗，11 月 20 日复查 HCV-RNA 转阴。

【随访】

患者继续口服索磷布韦 / 维帕他韦至 2 月 15 日停药，5 月 5 日复查 HCV-RNA 仍为阴性。

病例分析

丙型肝炎是由丙型肝炎病毒感染人体所致的疾病，主要经

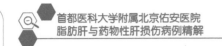

过血液途径、性途径和母婴途径传播。高危人群包括：①有输血或者手术史，尤其是1993年以前接受过输血、血制品者；②有静脉药物依赖史者；③有医源性暴露史，包括手术、透析、不洁口腔诊疗操作、器官移植等；④洗牙、修脚、扎耳洞、文眉等可能接触血液者；⑤HCV感染者的性伴侣及家庭成员；⑥HCV感染母亲所生的子女；⑦HIV感染者等。

对怀疑HCV感染者，首先要进行血清学抗HCV筛查快速测试，抗体阳性者需进行HCV-RNA测定。一般暴露于HCV后，1～3周外周血可检测到HCV-RNA，3个月后约90%患者抗HCV出现阳性。急性HCV感染慢性化率为55%～85%。

如果HCV-RNA阳性，需要进一步行基因分型检测。HCV目前有1～8种基因型，可能还有一些未知亚型存在，我国以1b型为主，约占56.8%，其次为2型占24.1%，3型占9.1%，6型占6.3%，另有部分为混合型和无法确定型，不同地区分型比例有所差异。

所有HCV-RNA阳性患者，只要有治疗意愿、无治疗禁忌证，均应接受抗病毒治疗。丙肝的治疗自1991年开启了干扰素时代，即皮下注射干扰素＋口服利巴韦林，根据基因型和治疗效果不同，疗程一般为24～72周；但存在不良反应较大、耐受性较差等问题，且持续病毒学应答率为54%～90.8%，肝硬化失代偿期为治疗禁忌证，总体治疗效果不如人意。随着DAAs逐渐上市，丙肝抗病毒治疗开启了DAAs时代，患者可选择基因特异型（如针对基因1、4型的艾尔巴韦格拉瑞韦、奥比帕利＋达塞布韦等）或泛基因型（索磷布韦维帕他韦、来迪派韦索磷布韦等）全口服药物，即可达到持续病毒学应答率 95% 以上，部分甚至接近 100%，且具有疗程短、不良反应小、治愈率高等特点，为实现世界卫生组织提出的"2030 年肝炎消除计划"提供了保障。

📋 病例点评

急性 HCV 感染慢性化率为 55% ～ 85%，该患者 6 个月内抗 HCV 由阴性转为阳性，故考虑急性丙型肝炎，由于患者抗病毒治疗意愿强烈，给予加用抗病毒治疗 3 个月，病毒持续阴性，达到丙型肝炎的临床治愈。

参考文献

1. FARCI P，ALTER H J，WONG D，et al. A long-term study of hepatitis C virus replication in non-A，non-B hepatitis[J]. N Engl J Med，1991，325（2）：98-104.
2. 中华医学会肝病学分会，中华医学会感染病学分会 . 丙型肝炎防治指南（2015 更新版）[J]. 中华肝脏病杂志，2015，23（12）：906-923.

（韦新焕）

病例 17
急性药物性肝损伤合并肝衰竭

病历摘要

【基本信息】

患者，女，64 岁，主因"乏力、食欲缺乏 1 个月，加重伴眼黄 3 天"于 2014 年 2 月 3 日收入院。患者近 1 个月来出现乏力、食欲缺乏，进食量下降为原来的 1/3，患者未就诊，自服"感冒药"治疗但效果不理想。近 3 天来患者症状明显加重，并出现眼黄，就诊于当地医院，实验室检查提示（2014-02-03）：ALT 1206.3 U/L，AST 1246.3 U/L，TBIL 398.9 μmol/L，PTA 23.0%；WBC 13.67×10^9/L，RBC 4.51×10^{12}/L，HGB 140.0 g/L，PLT 194.0×10^9/L，NEUT 68.8%；NH_3 132.0 μg/dL。腹部 CT：

肝脏密度稍低，腹水，右侧肾囊肿。现为进一步诊治收入我院。

既往史：慢性支气管炎肺大疱病史 2 年余，近 2 个月来有口服治疗肺病的中药汤剂史（具体不详）。高血压 4 年，最高 140/90 mmHg，口服吲达帕胺控制血压，否认饮酒史。

【体格检查】

神清，精神差，皮肤、巩膜重度黄染，双肺呼吸音稍低，未闻及啰音，心律齐，腹软，上腹部轻压痛，肝脾未触及，肝区叩痛（±），移动性浊音（－），双下肢无水肿，神经系统（－）。

【辅助检查】

2014 年 2 月 4 日实验室检查：WBC 13.96×10^9/L，HGB 124.0 g/L，PLT 68×10^9/L，NEUT 86.2%；ALT 498.5 U/L，AST 315.5 U/L，TBIL 419.2 μmol/L，DBIL 193.2 μmol/L，ALP 84.2 U/L，GGT 91.9 U/L，ALB 24.7 g/L，BUN 4.84 mmol/L，Cr 39.5 μmol/L；PT 33.6 s，PTA 21.0%；NH_3 161.0 μg/dL；AFP 139.8 ng/mL；乙肝五项、丙肝抗体、甲肝 IgM 抗体、戊肝 IgM 抗体（－）；自身抗体（－），IgG 17.6 g/L，IgA 7.22 g/L，IgM 2.18 g/L。腹部增强 CT：肝脏炎性改变，脾大，右侧肾囊肿。

【诊断及诊断依据】

亚急性肝衰竭，药物性肝损伤，腹水，肝性脑病 2 期，慢性支气管炎，肺大疱，高血压 1 级（高危），肾囊肿。

诊断依据：患者为老年女性，既往无肝病史、肝病家族

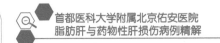
史，否认饮酒史，此次病程 1 个月，以乏力、食欲缺乏、黄疸为主要表现，近 3 天来明显加重，实验室检查提示化验肝功能重度损伤，TBIL ＞ 171 μmol/L，PTA 23%（＜ 40%），血氨增高，考虑诊断亚急性肝衰竭中期明确。

入院后完善检查以明确肝损伤原因，考虑以下病因可能。①药物性肝损伤：是药物或其代谢产物引起的肝脏损伤。多在用药后 1 ～ 4 周内出现肝损伤；可有发热、皮疹等过敏现象；嗜酸性粒细胞＞ 6%；除外嗜肝病毒的感染、酒精性肝病、自身免疫性肝病、胆道梗阻等其他引起肝损伤的因素。本患者起病前 2 个月有应用中药汤剂病史，需考虑药物性肝损伤可能。②病毒性肝炎：是我国较常见的肝损伤原因，应首先考虑此病可能，完善嗜肝病毒检查等予以明确。③自身免疫性肝炎：以女性多见，常存在面部红斑、关节肿痛等自身免疫性疾病相关表现，伴血清转氨酶和 γ 球蛋白升高；ANA 和（或）SMA阳性；抗 LKM1 阳性；肝组织检查有助于诊断。可完善自身抗体、免疫球蛋白等进一步明确。

患者肝功能异常，否认饮酒史，起病前 2 个月有口服中药汤剂史，嗜肝病毒学指标阴性，自身抗体阴性，综合评估RUCAM 评分 6 分，故考虑诊断药物性肝损伤。

【治疗】

予以停用可疑药物，给予积极保肝、退黄、降酶、脱氨支持治疗。2014 年 2 月 6 日患者出现轻度嗜睡，球结膜轻度水肿，予以加用甘露醇脱水治疗及甲泼尼龙 60 mg 静脉点滴 1 天、40 mg 静脉点滴 6 天等治疗，患者胸部 CT 结果考虑肺部感染，另可见肝脏体积明显缩小，考虑存在肺部感染，给予亚胺培南

笔记

西司他丁钠抗感染治疗，加用丙种球蛋白 5 g，每日 1 次，共 3 天抗感染治疗。家属表示因经济原因，不考虑肝移植手术。

2 月 8 日复查：ALT 396.9 U/L，AST 208.6 U/L，TBIL 411.8 μmol/L，PTA 29.0%。因目前合并肺部感染、腹腔感染、肝性脑病，暂不宜行人工肝治疗，给予间断补充血浆。2 月 10 日复查：ALT 262.6 U/L，AST 139.6 U/L，TBIL 367.3 μmol/L，PTA 42.0%。之后患者一般状况逐渐好转，监测 TBIL 逐渐下降、PTA 逐渐上升。2 月 14 日将抗生素降级为注射用哌拉西林钠舒巴坦钠，2 月 21 日停用哌拉西林钠舒巴坦钠。3 月 4 日复查：ALT 20.2 U/L，AST 41.1 U/L，TBIL 66.9 μmol/L，PTA 73.0%。患者好转出院。

【随访】

患者间断于门诊就诊，一般状况可，监测 TBIL 水平波动于 15 ～ 38 μmol/L。

病例分析

药物性肝损伤（drug-induced liver injury，DILI）是多种药物如传统中药、保健品、膳食补充剂等所诱发的肝损伤，是最常见和最严重的药物不良反应之一，严重者可导致急性肝衰竭，甚至死亡。

世界范围来看，病毒性肝炎是急性肝衰竭最常见的病因，但在欧美等国家和地区，药物诱发的肝衰竭占主导地位。美国每年约 2000 例急性肝衰竭病例，其中药物所致的肝衰竭占50% 以上，尤其以对乙酰氨基酚更为多见。我国药物性肝损伤发病率呈上升趋势，有学者对亚急性肝衰竭病因进行分析，发

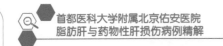
现药物因素占比 31.53%，在所有病因中居于首位。我国学者收集 10 年内药物性肝衰竭病例 108 例，其中 48 例为服用西药，43 例为中药，13 例为中西药联用，4 例药物分类不详，主要药物为骨关节病药物、皮肤病用药、结核用药、非甾体类抗炎药、抗感染药物等。这些患者中，以亚急性肝衰竭最为多见，为 44 例（40.7%），其他依次为急性肝衰竭（38.0%）、慢加急性肝衰竭（19.4%）、慢性肝衰竭（1.9%）。

药物和病毒因素所致的亚急性肝衰竭患者临床表现类似，均表现为全身乏力、纳差、黄疸、腹胀等消化道症状，但药物性亚急性肝衰竭患者的肝外表现阳性比例较高，主要为发热、皮疹。药物性肝衰竭以胆汁淤积型（37.0%）和肝细胞型（37.0%）较为常见，混合型约占 25.9%。常见并发症包括腹水（74.1%），腹腔、胆道或肺部感染（66.7%），肝性脑病（63%），低蛋白血症（48.1%），上消化道出血（11.1%）等。

住院期间死亡 33 例，死亡率高达 30.6%，另有 29.6% 患者治疗无明显效果，治愈或明显好转者仅占 39.8%。对于药物所致的肝衰竭，预后极差，死亡率高达 52%～77%，多因素分析显示肝性脑病、继发感染等并发症的发生与死亡相关。本例患者出现嗜睡、血氨升高，同时合并肺部感染，预后极差，病情得到控制可能与激素及丙种球蛋白的应用有一定关系，有待于大样本数据进一步确定。

病例点评

该患者为老年女性，以肝功能异常收入院，否认饮酒史，起病前 2 个月有口服中药汤剂史，嗜肝病毒学指标阴性，自身抗体阴性，综合评估 RUCAM 评分 6 分，故考虑诊断药物性肝损伤。患者肝功能损伤重，给予保肝、退黄、抗感染、补充血浆等治疗后，患者一般状况逐渐好转，复查肝功能较前明显恢复。药物性肝损伤可能出现肝衰竭，预后极差，死亡率极高，需加强安全用药意识，早期发现并停用可疑致病药物，减少药物性肝衰竭的发生。

参考文献

1. 中华医学会肝病学分会药物性肝病学组.药物性肝损伤诊治指南 [J].中华肝脏病杂志，2015，23（11）：810-820.

2. 尤金·R·希夫，威利斯·C·马德雷，迈克尔·F·索雷尔.希夫肝脏病学 [M].11 版.王福生，译.北京：北京大学医学出版社，2015：407-408.

3. LEE W M. Drug-induced acute liver failure [J]. Clin Liver Dis，2013，17（4）：575-586.

4. 范作鹏，聂巍，梁珊，等.北京地区药物性肝衰竭临床特点分析 [J].北京医学，2015，37（9）：846-849.

（韦新焕）

病例 18
药物性肝损伤合并肝小静脉闭塞症

病历摘要

【基本信息】

患者，女，50岁，主因"腹胀1个月"于2017年5月19日由门诊以"肝功能异常"收入院。患者高血压史2年，血压最高200/110 mmHg，近2个月未服用降压药物，自服中药偏方降压，否认其他慢性病史及过敏史。此次1个月前患者无明显诱因出现腹胀，外院腹部CT提示下腔静脉重度狭窄、腹水、脂肪肝，乙肝、丙肝病毒标志物阴性，行下腔静脉球囊扩张成形术，术中测肝段下腔静脉压力15 mmHg，右心房压力1 mmHg，肝左、中、右静脉未见狭窄及血栓形成。给予保肝、利尿、白蛋白支持等治疗，并留置腹腔引流管以间断引流腹水。患者仍有腹胀，自觉尿色加深，尿量减少，现为进一步诊治入我院。

【体格检查】

体温 36.6 ℃，血压 112/65 mmHg，神志清，精神可，肝掌（-），蜘蛛痣（-），皮肤、巩膜轻度黄染，双肺呼吸音清，未闻及干、湿性啰音，心律齐，腹膨软，无压痛及反跳痛，肝肋下约 4 cm，剑突下约 1 cm，质韧，表面光滑，轻度压痛，脾肋下未触及，Murphy's 征（-），移动性浊音（+），双下肢无水肿，扑翼样震颤（-），踝阵挛（-）。

【辅助检查】

WBC 8.93×10^9/L，HGB 132.0 g/L，PLT 298×10^9/L，NEUT 54.2%；ALT 66 U/L，AST 93.2 U/L，TBIL 52.3 μmol/L，ALB 24.6 g/L，BUN 5.37 mmol/L，Cr 58.3 μmol/L；PTA 60.0%；NH_3 105.0 μg/dL；AFP 1.52 ng/mL；乙肝表面抗体、e 抗体、核心抗体（+）；丙肝抗体、甲肝 IgM 抗体、戊肝 IgM 抗体（-）；HBV-DNA（-）；ANA（1 ∶ 100）核颗粒型，抗核抗体谱（-），IgG 11.2 g/L，IgA 1.88 g/L，IgM 0.606 g/L。腹水为淡黄色清亮液体，送检 WBC 0.187×10^6/L，单核细胞百分数 94.1%，多核细胞百分数 5.9%，红细胞 0。

2017 年 5 月 25 日行腹部增强 CT 检查（图 18-1）：①肝小静脉闭塞症不除外，建议 MRI 检查；②肝硬化，侧支循环形成，腹水；③胆囊炎。

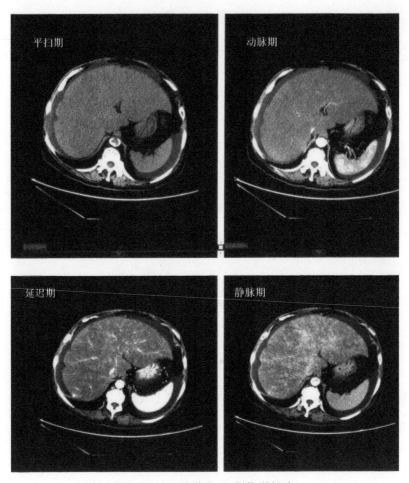

图 18-1　肝脏增强 CT 影像学检查

　　2017 年 6 月 9 日行肝穿刺活检术，病理可见：小叶结构尚可辨，小叶中心肝窦明显扩张淤血，肝板萎缩、大片消失，有的中央静脉不清，有的壁增厚、腔变小（图 18-2A，Masson 染色）；汇管区多正常，有的 I 带肝细胞排列较整齐（图 18-2B，Masson 染色）。免疫组化结果：HBsAg（－），HBcAg（－），CK19（胆管＋），CD34（血管＋），Hepa（＋＋＋），GPC-3（－），Ki67（－），P53（－），CK7（胆管＋）。诊断：（肝穿刺）急性静脉回流障碍，考虑肝小静脉闭塞症。

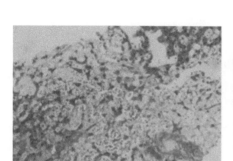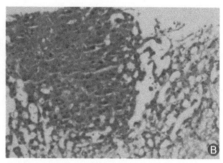

图 18-2　肝脏病理检查结果（Masson 染色，×400 倍）

【诊断及鉴别诊断】

目前诊断为肝小静脉闭塞症，低蛋白血症，脂肪肝，高血压 3 级（高危），下腔静脉球囊扩张成形术后。

诊断分析：反复追问中药偏方成分，得知主要为土三七等。患者肝功能异常，嗜肝病毒未见明显异常，自身抗体、免疫球蛋白未见升高，无饮酒史等，有吡咯碱类用药史，存在液体潴留、肝大和黄疸，结合腹部 CT 提示静脉期及延迟期肝实质强化不均匀，可见斑片状强化减低区，肝穿刺病理检查可见小叶中心肝窦明显扩张淤血，故考虑肝小静脉闭塞征诊断明确。

鉴别诊断：主要与以下几种疾病相鉴别。①布加综合征：由于肝段下腔静脉和（或）肝静脉部分或完全阻塞，回心血流受阻，导致下腔静脉高压或窦后性门脉高压的综合征，病因为先天血管异常、血栓形成、肿瘤压迫或药物等。②非门脉高压性腹腔积液：如肿瘤、结核性腹膜炎、肠穿孔等引起的腹腔积液，可行腹水血清 - 腹水白蛋白梯度检查，多小于 11 g/L，治疗以原发病为主。

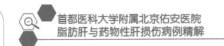
【治疗】

予积极保肝、利尿、引流腹水等对症支持治疗，2017 年 5 月 26 日加用低分子肝素抗凝治疗，患者于 2017 年 7 月 2 日好转出院。

【随访】

出院后随访 3 个月，患者无明显腹水、肝区疼痛等表现。

病例点评

肝小静脉闭塞症（hepatic veno-occlusive disease，HVOD），又称肝窦阻塞综合征，是由药物等因素引起的一种肝血管疾病。由于肝小叶中央静脉和下叶下静脉等静脉内膜炎及其纤维化，肝血窦壁的完整性被破坏，内皮细胞损伤后脱离窦壁，在小叶中央区聚集形成细胞栓子，导致管腔变窄，甚至闭塞或血栓形成，进而导致血流受阻，引起肝脏急剧增大、腹水形成等症状，可行肝静脉造影以明确诊断。国外主要见于自体或异体骨髓移植术后患者，国内多见于摄入含有吡咯类生物碱的中药（狗舌草、猪屎豆、天芥菜、土三七）和化学药物（尿烷、长春新碱、硫唑嘌呤）、放疗等。

肝小静脉闭塞症主要临床表现为肝大、肝区疼痛、腹水及液体潴留导致体质量增加，也可出现门脉高压表现及严重多器官功能障碍。急性期起病急骤，出现上腹剧痛、腹胀、肝脏迅速增大伴压痛、腹水形成等表现，可伴有食欲减退、恶心、呕吐等症状，往往有肝功能异常。腹水以漏出液为主，血清 - 腹水白蛋白梯度 > 11 g/L。亚急性期的特点是持久性肝大，反复出现腹水。慢性期以门脉高压为主要表现，与其他类型的肝硬化相同。

病理方面，肝小静脉闭塞症的形态改变首先发生在肝窦内皮细胞，出现肝腺泡Ⅲ带中的肝窦阻塞，坏死严重区肝细胞消失、网状纤维支架残留、红细胞渗入肝窦和狄氏腔（Disse's space），呈典型的出血性坏死改变。病理早期阶段：内膜下区域增厚、管腔狭窄，也可有局部肝窦扩张，部分肝细胞脂肪变性，肝组织出血，肝组织及门静脉区大量慢性炎症细胞浸润，可有肝索受压萎缩、肝细胞变性坏死，部分肝细胞肿胀变性。

影像检查方面，B超可见门脉高压、肝脾大，门脉反向血流、肝静脉单向血流，可有肝脏回声不均，弥漫性增大，胆囊壁毛糙增厚呈多层样改变，脾大，腹水，可有肝静脉内径变窄，血流速度缓慢，肝静脉显示不清晰甚至闭塞，可有门脉血流速度缓慢，或血流方向呈反向，也可因肝大压迫，下腔静脉肝后段内径变窄，频谱流速增高。MRI：肝静脉和肝内片状增强，后者提示组织学表现较严重。腹部CT检查一般平扫期可见肝脏增大，肝脏斑片状密度不均匀降低，脾大，不同程度腹水，动脉期、门脉期及延迟期可见肝实质强化不均，呈地图状或斑片状，肝静脉显示不清或延迟显影，下腔静脉肝段变细。血管造影特征性表现为肝脏远端血管"枯枝样"改变。

目前主要诊断标准有以下三类。

（1）Seattle 标准：造血干细胞移植后 20 天内有以下 2 条或 2 条以上表现者。①黄疸：血清胆红素≥2 mg/dL；②肝大或右上腹肝区疼痛；③腹水，或由于水潴留导致体重增加大于基础体重的 2%。

（2）Baltimore 标准：造血干细胞移植后 21 天内出现高胆红素血症（血清胆红素 ≥ 2 mg/dL），同时至少有以下 2 条表现。①肝大，伴有疼痛；②体重增加超过原体重 5%；③腹腔积液。

（3）我国 2017 年南京吡咯生物碱相关肝窦阻塞综合征诊断标准为有明确服用含 PA 药物史，且符合以下 3 项或通过病理确诊，同时排除其他已知病因所致的肝损伤：①腹胀和（或）肝区疼痛、肝大和腹水；②血清总胆红素升高或有其他肝功能异常；③典型的增强 CT 或 MRI 表现。

治疗方法包括停用可疑药物、保肝、对症支持治疗等，去纤苷被认为有较好的治疗效果，有试验证实低分子肝素抗凝治疗有效，糖皮质激素、经肝内门体分流术的治疗效果存在一定争议。

肝小静脉闭塞症预后较差，总体病死率为 20% ～ 50%，其中轻度患者病程自限，可自愈；中度患者经积极治疗可好转；重度患者常并发多脏器功能衰竭，病死率接近 100%。急性 HVOD 约半数于 2 ～ 6 周恢复，约 20% 死于肝衰竭；慢性 HVOD 主要死于肝硬化门脉高压的并发症，如肝性脑病、继发性感染等。提高对该病的敏感度及早发现，积极采用综合治疗，可进一步提高治愈率，降低病死率或致残率。

病例分析

该患者为中年女性，既往无长期饮酒史，否认肝病家族史，近 2 个月因高血压自服"土三七"治疗，入院前 1 个月出现腹胀不适，腹部影像学检查提示肝大，合并腹水；我院进一步检查提示，胆红素水平升高，嗜肝病毒未见明显异常，自身抗体、免疫球蛋白未见升高，结合腹部 CT 提示静脉期及延迟期肝实质强化不均匀，可见斑片状强化减低区，肝穿刺病理检查可见小叶中心肝窦明显扩张淤血，故考虑肝小静脉闭塞症诊断明确，给予停用可疑药物，并予保肝、利尿、引流腹水、肝素抗凝等治疗，患者症状逐渐缓解，肝功能较前恢复。肝小静脉闭塞症在临床并不少见，临床医生需详细询问病史，关注吡咯碱类药物应用情况，警惕肝小静脉闭塞症的发生，必要时可行肝穿活检进一步辅助诊断，肝素抗凝治疗可能对部分患者有效。

参考文献

1. COPPELL J A，BROWN S A，PERRY D J. Veno-occlusive disease：cytokines，genetics，and heamostasis[J]. Blood Reviews，2003，17（2）：63-70.

2. WANG J Y，GAO H. Tusanqi and hepatic sinusoidal obstruction syndrome[J]. J Dig Dis，2014，15（3）：105-107.

3. 中华医学会消化病学分会肝胆疾病协作组 . 吡咯生物碱相关肝窦阻塞综合征诊断和治疗专家共识意见（2017 年，南京）[J]. 中华消化内镜杂志，2017，34（8）：533-542.

（韦新焕）

病例 19
丙型肝炎病毒相关冷球蛋白血症

病历摘要

【基本信息】

患者，女，62岁，主因"乏力、腹胀8个月，双下肢皮肤紫癜7个月"入院。患者于8个月前无明显诱因出现乏力，轻度腹胀，无眼黄、尿黄，无恶心、呕吐、腹痛，无皮疹，无关节肿痛，就诊于当地医院检查肝功能：ALT 27 U/L，AST 28 U/L，HCV-Ab阳性，HCV-RNA 1.17×10^7 IU/mL。给予胸腺喷丁调节免疫治疗，未予以抗病毒治疗。7个月前患者无明显诱因开始出现双小腿片状紫癜，突出于皮面，压之不褪色，无压痛，开始为鲜红色，逐渐转为暗红色，伴脱屑、皮肤瘙痒，遗留色素沉着。外院化验 PLT 最低 66×10^9/L，诊断考虑"血小板减少性紫癜不除外"，应用"中全净肤霜""中全净肤液"治疗，皮疹有所消退。近 2 个月患者自觉双下肢紫癜较前增多，部分融合成片，范围逐渐蔓延至大腿水平，伴口干、眼干、双侧膝关节疼痛，无发热，无眼黄、尿黄等不适。

既往史：体健，否认手术、输血史，否认饮酒史，否认过敏史，否认遗传性疾病家族史。

【体格检查】

体温 36.4 ℃，血压 110/74 mmHg，脉搏 80 次/分，呼吸 20 次/分，神清，精神可，肝掌（−），蜘蛛痣（−），面色晦暗，皮肤、巩膜无明显黄染，双肺呼吸音清，未闻及干、湿性啰音；心律齐，各瓣膜听诊区未闻及杂音，腹软，无压痛、反跳痛，肝脾肋下未触及，Murphy's 征（−），肠鸣音 4 次/分，移动性浊音（−）；双下肢多发片状紫癜，突出于皮面，压之不褪色，部分为鲜红色、暗红色和褐色沉着，无脱屑和溢脓，双下肢无水肿。

【辅助检查】

肝功能：ALT 33.4 U/L，AST 62.1 U/L，TBIL 16.8 µmol/L，DBIL 9.46 µmol/L，ALB 39.6 g/L，BUN 3.26 mmol/L，Cr 52.7 µmol/L，GGT 119.3 U/L，ALP 98.1 U/L，TBA 14.6 µmol/L，CHE 5603.0 U/L。血常规：WBC 3.34×10^9/L，HGB 121 g/L，PLT 50×10^9/L，PTA 96%。HCV-RNA：5.89×10^6 IU/mL，HCV 基因型：1b 型。免疫球蛋白 + 补体：IgG 11.9 g/L，IgA 3.32 g/L，IgM 1.58 g/L，C3 0.873 g/L，C4 0.019 g/L，RF

39.1 IU/mL，ASO 59.7IU/mL，肝抗原谱、抗核抗体系列均
（－），ANCA（－），甲型肝炎、乙型肝炎、戊型肝炎病原学
均（－），尿常规正常。外院送检：冷球蛋白定性试验（＋）。
腹部超声：弥漫性肝病表现，未探及腹水。肝脏弹性测定：
LSM 13 kPa。

下肢皮损活检病理：（皮肤及皮下组织）表皮轻度过角化，
真皮浅层及血管周围大量中性粒细胞及少数单个核细胞浸润，并
破坏血管内皮，少数血管壁纤维素性坏死，符合血管炎表现。
免疫组化结果：AE1/AE3（炎灶－），CD68（部分＋），Ki67
（炎灶 60%＋），LCA（炎灶＋），Vimentin（炎灶＋），SMA
（血管＋），S100（少数＋），CD34（弥漫散在＋），CD31（炎
灶＋）（图 19-1）。

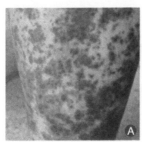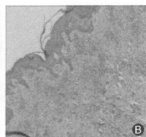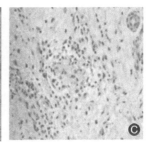

A. 下肢皮肤紫癜；B. 皮损活检病理（HE×10 倍）；C. 皮损活检病理（HE×200 倍）。

图 19-1　下肢皮损活检

【诊断及诊断依据】

诊断：慢性丙型病毒性肝炎（轻度），丙型肝炎病毒相关
冷球蛋白血症，血管炎。

诊断依据：患者为老年女性，慢性丙肝病史 8 个月，双下
肢皮肤紫癜 7 个月，近 2 个月紫癜较前增多，伴膝关节疼痛。
查体见双下肢多发片状紫癜，部分为鲜红色、暗红色和褐色沉

着。HCV-RNA：5.89×10^6 IU/mL，血小板偏低，补体 C4 偏低，双下肢皮损活检病理提示血管炎。外院送检冷球蛋白定性试验阳性，故考虑丙肝相关性冷球蛋白血症、血管炎诊断明确。

【治疗】

给予甘草酸制剂保肝降酶，加强皮肤紫癜处消毒，避免感染，局部使用艾乐松、莫匹罗星涂抹，给予口服索非布韦 400 mg 联合达卡他韦 60 mg。每日 1 次抗 HCV 治疗，预计疗程 3 个月。1 个月后皮肤紫癜逐渐消退，膝关节疼痛好转，复查肝功能转氨酶正常，血常规示 WBC 4.68×10^9/L，HGB 125 g/L，PLT 上升至 106×10^9/L，病情平稳出院。

【随访】

3 个月后患者复查肝功能正常，血常规提示三系正常，HCV-RNA 检测不到，补体 C4 正常，未再新发紫癜，停用抗 HCV 药物。

病例分析

本例患者有慢性丙型肝炎病史 8 个月，双下肢紫癜 7 个月，皮损活检符合血管炎表现，外院检测冷球蛋白定性试验阳性，故考虑本患者丙型肝炎病毒相关冷球蛋白血症、血管炎诊断明确。患者起病以皮肤紫癜为主要表现，需与以下疾病相鉴别。①过敏性紫癜：发病前可有上呼吸道感染或服食某些食物、药物等诱因，紫癜多见于下肢伸侧及臀部、关节周围，可

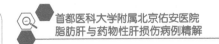

表现为高出皮肤的鲜红色至深红色丘疹、红斑，可伴有腹痛、呕吐、血便等消化道症状，以及游走性关节痛和血尿、蛋白尿等肾脏受累表现，化验 PLT、出凝血时间正常。本患者皮疹特点与之类似，但起病前无明确诱因，PLT 偏低，结合皮损活检结果提示血管炎，故不考虑此诊断。②特发性血小板减少性紫癜：皮肤黏膜可见淤点、淤斑，淤点多为针头样大小，一般不高出皮面，多不对称，可遍及全身，以四肢及头面部多见，临床可表现为鼻出血、尿血、便血等，严重者可并发颅内出血，PLT 明显降低，血小板抗体阳性，骨髓象可见巨核系发育成熟障碍。本患者血小板偏低，不除外此病可能，皮肤活检提示血管炎，可除外。③感染性紫癜：细菌、病毒、立克次体等感染均可引起紫癜，常见于流行性脑脊髓膜炎、败血症、伤寒等，可能为病原体或免疫复合物直接损伤内皮细胞，或使毛细血管通透性增加，除皮疹外，还可出现发热、寒战及原发性疾病的相关症状，化验 PLT 正常。结合本患者临床症状及血小板检查、皮损活检提示血管炎改变可排除。HCV 相关的冷球蛋白血症最常见的靶器官是皮肤、关节、神经和肾脏，从轻微的紫癜、关节痛到暴发危及生命的并发症如急性肾小球肾炎、全身广泛的血管炎。皮肤是丙型肝炎病毒相关冷球蛋白血症最常累及的器官，也是小血管受累的结果。皮肤紫癜可见于 70% ～ 90% 患者，同时也是特征性的表现。另有 40% ～ 80% 患者合并关节疼痛，本患者慢性丙型病毒性肝炎，合并紫癜、关节痛，皮肤活检提示血管炎，RF 升高、C4 下降，冷球蛋白试验阳性，故可确诊丙型肝炎病毒相关冷球蛋白血症、血管炎。

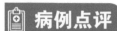

病例点评

　　丙型肝炎病毒具有嗜肝细胞和嗜淋巴细胞特性，不仅可导致肝脏病变，还可引起多种肝外表现，其中以混合型冷球蛋白血症最为常见。混合型冷球蛋白血症主要是免疫复合物沉积于中小血管，激活补体，导致弥漫性血管炎所致，最常见的靶器官是皮肤、关节、神经和肾脏，从轻微的紫癜、关节痛到暴发危及生命的并发症如急性肾小球肾炎、全身广泛的血管炎等都可见于冷球蛋白血症患者。目前对于丙型肝炎相关冷球蛋白血症的诊断尚无公认的、一致的标准，慢性 HCV 感染者血清冷球蛋白的检出是诊断丙型肝炎相关冷球蛋白血症的必要条件。在临床工作中如果慢性 HCV 感染者出现了皮肤紫癜、肾脏损伤、关节疼痛及外周神经感觉异常等肝外表现时要提高警惕，及时进行血清冷球蛋白的检测，从而能够早期发现冷球蛋白血症并及时开展治疗。该病的治疗原则为：①无症状的冷球蛋白血症无须治疗；②继发性冷球蛋白血症主要是治疗原发病，本例患者为丙肝相关性冷球蛋白血症，首先给予抗丙肝病毒治疗；③仅有关节症状者，用 NSAIDs 类药物治疗；④糖皮质激素和免疫抑制剂适用于病情较重、有内脏损伤的患者；⑤病情严重者可联合应用利妥昔单克隆抗体或血浆置换。本例患者为丙型肝炎病毒相关冷球蛋白血症、血管炎，未累及肾脏、神经系统，经积极保肝、抗丙肝病毒治疗，以及加强皮肤护理后，患者紫癜、关节痛消退，肝功能好转，病情恢复。

参考文献

1. MINAMI Y，KUDO M. Hepatitis C Virus-Induced Cryoglobu linemic Vasculitis[J]. Brain Nerve，2018，70（2）：133-137.

2. 范晓红，王力芬，刘林昌，等. 冷球蛋白血症对丙型肝炎患者病毒学应答的影响[J]. 中华肝脏病杂志，2011，19（10）：721-725.

3. SAADOUN D，LANDAU D A，CALABRESE L H，et al. Hepatitis C-associated mixed cryoglobulinaemia：a crossroad between autoimmunity and lymphoproliferation[J]. Rheumatology（Oxford），2007，46（8）：1234-1242.

（马丽霞）

病例 20
土三七致肝小静脉闭塞综合征

病历摘要

【基本信息】

患者，男，58岁，主因"腹胀1个月，加重2周"入院。1个月前患者无明显诱因出现轻度腹胀，食欲差，无发热，无眼黄、尿黄，未诊治，自服"胃药"未见好转。近2周来患者腹胀症状加重，时有胀痛，伴尿量减少，每日尿量为500～800 mL，伴乏力，食欲差，就诊于当地医院。肝功能：ALT 80 U/L，AST 102 U/L；腹部增强CT提示腹水，肝小静脉闭塞综合征可能；胃镜提示：食管黏膜下病变，未见明显曲张静脉。患者自发病以来体重增加5 kg。

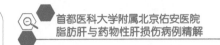

既往史：起病前2个月因膝关节疼痛自行口服土三七干粉，10～15 g/d，服药期间出现腹胀，食欲差，与进食无关，1个月后停药。否认饮酒史，否认过敏史，否认输血史，否认传染性、家族遗传性疾病史。

【体格检查】

体温36.6℃，血压120/80 mmHg，心率86/分，呼吸20次/分，体重70 kg，神志清，精神可，肝掌（－），蜘蛛痣（－），全身浅表淋巴结未触及肿大，皮肤、巩膜无黄染，双肺呼吸音粗，未闻及干、湿性啰音，心律齐，各瓣膜听诊区未闻及杂音，腹膨隆，可见腹壁静脉显露，压痛（＋），反跳痛（－），肝脏右侧锁骨中线肋下2 cm可触及，质韧，边缘钝，无触痛，脾肋下未触及，移动性浊音（＋），双下肢无水肿。

【辅助检查】

肝功能：ALT 64 U/L，AST 87 U/L，TBIL 22.7 μmol/L，DBIL 12.1 μmol/L，ALB 32.6 g/L，BUN 5.78 mmol/L，Cr 63.3 μmol/L，GGT 221.4 U/L，ALP 142.4 U/L，TBA 42.7 μmol/L，CHE 3924 U/L。血常规：WBC 5.2×10^9/L，HGB 121 g/L，PLT 82×10^9/L，AFP 2.15 ng/mL，PTA 76%，FIB 3.67 g/L，D-Dimer 360 μg/L，FDP 6.65 mg/L，甲、戊型肝炎病原学均（－），自身抗体、抗核抗体、肝抗原谱、ANCA（－）。腹水常规：外观淡黄色透明，李凡他试验（－）；腹水血常规：WBC 0.132×10^9/L，多核细胞百分比12%；腹水生化：TP 25.8 g/L，ALB 15.2 g/L，TG 0.42 mmol/L，TC 0.95 mmol/L，LDH 89.0 U/L；腹水培养：无菌生长；腹部CT：肝脏体积增大，形态不规则，增强扫描

肝实质内未见明显异常密度影，门静脉期及延迟期地图样强化不均，肝静脉显示纤细，门静脉及其分支周围见条形低密度影，考虑淤血性改变，肝小静脉闭塞综合征可能，少量腹水（图 20-1）。

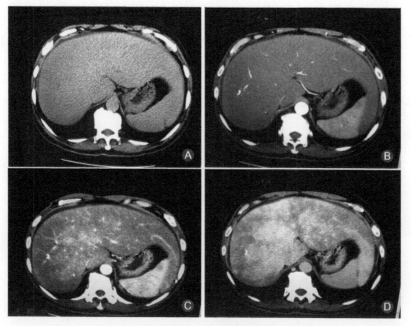

A. 平扫期；B. 动脉期；C. 静脉期；D. 延迟期。

图 20-1　腹部增强 CT 检查

【诊断及诊断依据】

诊断：药物性肝损伤；肝小静脉闭塞综合征（亚急性期，中度）；腹水。

诊断依据：患者为中老年男性，病程 1 个月，既往无慢性肝病史，起病前 1 个月有口服"土三七"史，临床表现为腹胀、肝大，化验肝功能转氨酶轻度升高，D-Dimer、FDP 升高，CT 呈现典型的"地图样"改变，故考虑药物性肝损伤、肝小静脉闭塞综合征诊断。

笔记

【治疗】

入院后给予间断腹水引流缓解腹胀症状，同时给予积极保肝降酶、利尿、补充白蛋白、维持电解质平衡等支持治疗，给予低分子肝素钠 5000 U，每 12 小时 1 次皮下注射抗凝，3 周后患者腹胀缓解，腹水完全消退，体重下降 5 kg。复查肝功能：ALT 20 U/L，AST 32 U/L，TBIL 21 μmol/L，DBIL 12.1 μmol/L，ALB 36.6 g/L。凝血项：PTA 87%，FIB 2.89 g/L，D-Dimer 172 μg/L，FDP 2.59 mg/L。准予出院，院外继续给予低分子肝素钠 6000 U，每 12 小时 1 次抗凝治疗，定期复查。

【随访】

3 个月后复查肝功能转氨酶持续正常，腹部超声未见腹水，准予停用低分子肝素。

病例分析

本患者起病前有口服"土三七"史，以腹胀、肝大为主要临床表现，化验肝功能转氨酶轻度升高，D-Dimer、FDP 升高，CT 呈现典型的地图样改变，嗜肝病毒学及自身抗体系列均阴性，故考虑药物性肝损伤、肝小静脉闭塞综合征诊断。该病需与以下疾病相鉴别。①布加综合征：主要依赖影像学表现，肝小静脉闭塞综合征患者由于肝大压迫下腔静脉造成狭窄，但不具备肝静脉间交通支是其与布加综合征的重要区别，可进一步通过下腔静脉造影或者肝静脉压力梯度测定明确诊断。②肝硬化失代偿期：患者常有病毒性肝炎、饮酒、自身免疫性肝病等病史，且病程长，而本患者具有明确的接触土三七史，肝脏无明显缩小，脾脏不大，无食管下端、胃底静脉曲张表现，这些都不支持肝硬化诊断。③急性重症肝炎：多有明确病因，包括肝炎病毒感染、药物诱导、代谢和自身免疫等原因。另外，急性肝炎较少出现大量腹水，当重型肝炎出现腹水时肝脏体积多已缩小，而肝小静脉闭塞综合征多以腹水为突出表现。重型肝炎患者凝血功能有严重障碍，而肝小静脉闭塞综合征患者凝血功能大多正常或有轻度异常。肝组织病理检查和 HVPG 测定有重要的鉴别诊断价值。肝活组织检查为诊断肝小静脉闭塞综合征的金标准，当存在肝穿刺活组织检查禁忌证时，如大量腹水、凝血功能障碍等，影像学也可对其做出初步诊断，有时甚至可以避免肝脏穿刺，CT、MRI 结合 B 超有望代替肝活组织检查而成为诊断的金标准。根据《吡咯生物碱相关肝窦阻塞综合征诊断和治疗专家共识意见（2017 年，南京）》，可明确疾病的诊断：有明确服用含 PA 植物史，且符合以下 3 项。①腹胀和（或）肝区疼痛、肝大和腹水；②血清总胆红素升高或其他肝功能异常；③典型的增强 CT 或 MRI 表现，或通过病理确诊，同时排除其他已知病因所致肝损伤。本例患者未能完善肝脏穿刺活组织检查，但结合用药史、症状、体征及腹部影像学检查亦可明确诊断为肝小静脉闭塞综合征。急性期／亚急性期患者在排除严重出血疾病或出血倾向禁忌证后应尽早给予抗凝治疗，药物首选低分子肝素，亦可联合或序贯口服华法林。低分子肝素安全性较普通肝素高，出血不良反应少，大多数患者使用时无须监测，故本患者采用低分子肝素（100 IU/kg，每 12 小时 1 次）皮下注射，同时给予间断腹水引流、保肝降酶、利尿、补充白蛋白、维持电解质平衡等支持治疗，患者腹

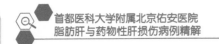
水逐渐消退，肝功能好转。

病例点评

肝小静脉闭塞综合征（hepatic veno-occlusive disease，HVOD）又称肝窦阻塞综合征（hepatic sinusoidal obstruction syndrome，HSOS），是由各种原因导致的肝血窦、肝小静脉和小叶间静脉内皮细胞水肿、坏死、脱落进而形成微血栓，引起肝内淤血、肝损伤和门静脉高压的一种肝脏血管性疾病。服用含有吡咯烷类生物碱类（pyrrolidine alkaloid，PA）植物引起的肝小静脉闭塞综合征（pyrrolidine alkaloid-hepatic veno-occlusove disease，PA-HVOD）的发病机制包括 PA 对肝窦和中央静脉内皮细胞的直接损伤和对骨髓祖细胞的损伤，从而阻止内皮细胞修复。此病在临床工作中不常见，容易出现误诊、漏诊。当病史中提示服用含有 PA 植物史，临床上以腹胀、肝区疼痛、腹水、黄疸、肝大等表现就诊的患者，需特别警惕 PA-HVOD。应完善肝脏 CT、MRI 等检查，CT 检查主要表现为动脉期、静脉期、延迟期呈"地图样"改变，确诊有赖于肝脏穿刺活组织病理学检查。临床中所有疑诊患者均应立即停止服用含 PA 植物，基础支持治疗包括保肝、利尿、改善微循环，腹水严重且药物治疗无效时可考虑腹腔置管引流，急性期/亚急性期患者排除禁忌证后应尽早给予抗凝治疗，可选择单用低分子肝素或酌情联用华法林，亦可序贯口服华法林。糖皮质激素、前列腺素 E 等疗效尚不确定。对于内科治疗效果不佳者，可行经颈静脉肝内门腔分流术控制顽固性腹水和门静脉高压。对于合并肝衰竭内科治疗不佳的患者，可考虑行肝移植。对于 PA-HVOD，要加强宣传，引导人们在医生或药师指导下正规使用含 PA 植物，切勿私自口服。

参考文献

1. VALLA DC，CAZALS-HATEM D. Sinusoidai obstruction syndrome[J]. Clin Res Hepatoi Gastroenteroi，2016，40（4）：378-385.

2. 中华医学会消化病学分会肝胆疾病协作组. 吡咯生物碱相关肝窦阻塞综合征诊断和治疗专家共识意见（2017 年，南京）[J]. 临床肝胆病杂志，2017，33（9）：1627-1637.

3. WANG J Y，GAO H. Tusanqi and hepatic sinusoidal obstruction syndrome[J]. Journal of Digestive Diseases，2014，15（3）：105-107.

（马丽霞）

病例 21
丙型肝炎合并 HBsAg 携带者 DAAs 治疗

病历摘要

【基本信息】

患者，女，59岁，主因"乙肝标志物阳性10年余，乏力、食欲差1周"入院。10年前患者在体检时发现乙肝表面抗原阳性，无乏力、食欲减退、腹胀等不适，就诊于当地医院查肝功能正常，未给予抗病毒治疗，此后未规律复查。1周前无明显诱因出现乏力、食欲差，无眼黄、尿黄，无恶心、呕吐，无发热不适。

既往史：30年前有单采血浆史，否认饮酒史，否认肝毒性药物摄入史，父亲为非活动性 HBsAg 携带者。

【体格检查】

体温 36.6℃，血压 112/70 mmHg，脉搏 80 次 / 分，呼吸 20 次 / 分，神志清，精神可，肝掌（－），蜘蛛痣（－），全身浅表淋巴结未触及肿大，皮肤、巩膜无黄染，双肺呼吸音清，未闻及干、湿性啰音，心律齐，心率 80 次 / 分，各瓣膜听诊区未闻及杂音，腹软，无压痛及反跳痛，肝脾肋下未触及，移动性浊音（－），双下肢无水肿。

【辅助检查】

肝功能：ALT 65.3 U/L，AST 96.8 U/L，TBIL 14.9 μmol/L，DBIL 4.9 μmol/L，ALB 42.7 g/L，BUN 3.68 mmol/L，Cr 32.8 μmol/L，UREA 235.3 μmol/L，GLU 5.35 mmol/L，GGT 42.0 U/L，ALP 92.6 U/L，TBA 7.1 μmol/L，CHE 7695.0 U/L。血常规：WBC 4.8×10^9/L，HGB 122 g/L，PLT 200×10^9/L。AFP：1.38 ng/mL。乙肝五项：HBsAg（＋），HBsAb（－），HBeAg（－），HBeAb（＋），HBcAb（＋），HCV-Ab（＋）。HBV-DNA：未检测到。HCV-RNA：2.66×10^6 IU/mL。HCV 基因分型：1b 型。自身抗体系列均（－），甲肝、戊肝抗体（－）。EBV、CMV 病毒（－）。腹部超声：弥漫性肝病表现，门静脉内径 12 mm，脾厚 43 mm，胆囊壁毛糙，目前未探及腹水。腹部 CT：弥漫性肝病表现，未见肝硬化征象。肝脏弹性测定：LSM 值 8.1 kPa。进一步行肝穿刺病理：肝小叶结构存在，肝实质点灶状坏死，炎细胞浸润，汇管区轻—中度扩大，少—中等量单个核细胞浸润，部分密集，纤维组织轻度增生、部分伸入小叶内，个别见细隔形成。免疫组化：HBsAg（－），HBcAg（－），CK7（胆管＋），CK19（胆管＋）。结合临床，

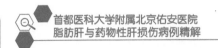

符合慢性丙型病毒性肝炎（轻度），G1S2。

【诊断及诊断依据】

诊断：慢性丙型病毒性肝炎（轻度），乙肝表面抗原携带者。

诊断依据：患者为中老年女性，既往有单采血浆史。乙肝表面抗原阳性 10 年。临床表现为乏力、食欲差，转氨酶轻度升高，乙肝五项提示 HBsAg、HBeAb、HBcAb 阳性，丙肝抗体阳性，HBV-DNA 未检测到，HCV-RNA 2.66×10^6 IU/mL，肝穿刺病理回报符合慢性丙型病毒性肝炎（轻度），G1S2，故考虑慢性丙型病毒性肝炎（轻度）、乙肝表面抗原携带者诊断明确。

【治疗】

予以甘草酸苷制剂、保肝对症治疗，给予口服索非布韦 400 mg 联合达卡他韦 60 mg、每日 1 次抗丙肝病毒治疗，预计疗程 3 个月。2 周后复查肝功能转氨酶恢复正常，患者乏力、食欲好转，并且稳定出院。

【随访】

1 个月后复查 ALT 7.8 U/L，AST 20.3 U/L，TBIL 13.5 μmol/L，DBIL 4.1 μmol/L，ALB 41.3 g/L，HBV-DNA 未检测到，HCV-RNA 未检测到。

病例分析

1. 肝功能异常原因

（1）病毒性肝炎：病毒性肝炎是我国较常见的肝损伤原

因。该病通常有肝炎流行病学史，有乏力、纳差、厌油、恶心、呕吐、腹胀等消化道症状，病毒血清学指标检测阳性，影像学检查如腹部彩超、CT 均有特征的影像改变。本例患者乙肝标志物阳性 10 年余，入院后查丙肝病毒阳性，EBV、CMV 阴性，肝穿结果提示慢性丙型病毒性肝炎（轻度）。

（2）药物性肝损伤：是由药物或其代谢产物引起的肝损伤，多在用药后 1 ～ 4 周内出现，可有发热、皮疹等过敏现象，嗜酸性粒细胞＞ 6%，且除外嗜肝病毒的感染、酒精性肝病、自身免疫性肝病、胆道梗阻等其他引起肝损伤的因素。该患者起病前无用药史，故不考虑此诊断。

（3）酒精性肝病：是由长期大量饮酒导致的中毒性肝损伤，一般饮酒史超过 5 年，折合乙醇量男性≥ 40 g/d，女性≥ 20 g/d，或 2 周内有大量饮酒史，折合乙醇量＞ 80 g/d。AST、ALT、GGT、MCV、TBIL 等指标升高，AST/ALT ＞ 2，排除嗜肝病毒的感染、药物和中毒性肝损伤等。此患者否认长期大量饮酒史，不支持该诊断。

（4）自身免疫性肝病：此病多见于女性，可分为自身免疫性肝炎、原发性硬化性胆管炎、原发性胆汁性肝硬化、自身免疫性胆管炎等，起病隐匿，多无急性症状，检查自身抗体异常，可伴有肝外自身免疫性疾病，如类风湿性关节炎、干燥综合征等，本患者自身抗体系列均阴性，肝穿刺病理结果不支持。

2. HCV 合并 HBV 感染者抗病毒治疗

根据 2015 年版中华医学会肝病学分会《丙型肝炎防治指南》，HCV 合并 HBV 感染时，患者 HBV-DNA 多处于低复

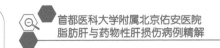

制水平或低于检测值，而 HCV 多为肝病进展的主要因素。因此，对于该类患者要注意检测 HBV 和 HCV 的活动状态，以决定如何选择抗病毒治疗方案。如果患者 HCV-RNA 阳性且 HBV-DNA 低于检测值，应根据 HCV 基因型选用抗 HCV 药物；该类患者在经治疗 HCV 获得 SVR 后，HBV-DNA 有再次活动的风险，因此，在治疗期间和治疗后要注意监测 HBV-DNA 水平，若 HBV-DNA 水平明显升高应加用核苷（酸）类似物抗 HBV 治疗。若 HBV-DNA 阳性而 HCV-RNA 也阳性，可考虑先予以 PR 抗 HCV 治疗，但在治疗期间注意监测 HBV-DNA 水平。若 HBV-DNA 活动可考虑加用核苷（酸）类似物抗 HBV 治疗。若 HCV-RNA 低于检测下限而 HBV-DNA 阳性，可考虑予以 IFN 或核苷（酸）类似物抗 HBV 治疗。若 HBV-DNA 和 HCV-RNA 均低于检测值，可定期复查肝功能、肿瘤标志物、肝脏超声、HBV-DNA 和 HCV-RNA 等，暂缓抗病毒治疗。本患者乙肝表面抗原阳性 10 年余，HBV-DNA 低于检测值，肝穿刺病理结果提示免疫组化 HBsAg（-），HBcAg（-），故考虑为乙肝表面抗原携带，此次因乏力、食欲差 1 周入院，化验肝功能转氨酶轻度升高，HCV-RNA 2.66×10^6 IU/mL，结合肝穿刺病理提示符合慢性丙型病毒性肝炎（轻度），G1S2，故诊断考虑慢性丙型病毒性肝炎（轻度），乙肝表面抗原携带者。入院后给予直接口服抗病毒药物索非布韦 400 mg 联合达卡他韦 60 mg、每日 1 次抗丙肝病毒治疗，1 个月后复查转氨酶恢复正常，HBV-DNA、HCV-RNA 均未检测到，预计抗病毒治疗 3 个月，但该类患者在经治疗 HCV 获得 SVR 后，HBV-DNA 有再次激活的风险，因此，在治疗期间和治疗后要注意

笔记

监测 HBV-DNA 水平，若 HBV-DNA 水平明显升高应加用核苷（酸）类似物抗 HBV 治疗。

病例点评

对于 HBV/HCV 合并感染的患者，DAAs 治疗的安全性和有效性逐渐受到关注。与单一病毒感染者相比，合并感染者肝硬化、失代偿期和肝细胞癌的发生率更高。在 2017 年欧洲肝脏研究学会颁布的《慢性 HBV 感染管理指南》中指出，使用 DAAs 治疗 HCV 可能引起 HBV 再激活，满足 HBV 治疗标准的患者应接受 NA 治疗，HBsAg 阳性患者应考虑使用 NA 预防 HBV 再激活，直到 DAAs 停药后 12 周，用药期间注意密切监测。本例患者因考虑到预防性治疗的花费和不良反应，未采用预防性抗 HBV 治疗。但无论采用何种治疗方案，DAAs 治疗结束后和（或）抗 HBV 结束后仍需持续监测，警惕撤药后 HBV 再激活。对于合并已控制或现症 HBV 感染的 HCV 患者，推荐管理策略如下：① HBsAg 阴性 /HBcAb 阳性患者，只监测 ALT 至 SVR12，当治疗期间出现 ALT 异常或较前升高时，则进一步完善 HBsAg 和（或）HBV-DNA 检测；② HBsAg 阳性但基线 HBV-DNA 未检测到的患者需考虑预防性抗 HBV 治疗，或者密切监测 ALT 和 HBV-DNA 直至 SVR12；③ HBsAg 阳性且基线 HBV-DNA 阳性患者，应预防性抗 HBV 治疗直至 SVR12；④抗 HBV 治疗结束后仍需随访，警惕撤药后 HBV 再激活。

参考文献

1. 中华医学会肝病学分会，中华医学会感染病学分会. 慢性乙型肝炎防治指南（2015更新版）[J]. 中华肝脏病杂志，2015，23（12）：888-905.

2. European Association for Study of Liver. EASL recommendations on treatment of hepatitis C 2015[J]. J Hepatol，2015，63（1）：199-236.

3. LIU C J. Treatment of patients with dual hepatitis C virus and hepatitis B virus infection：resolved and unresolved issues[J]. J Gastroenterol Hepatol，2014，29（1）：26-30.

4. KONSTANTINOU D，DEUTSCH M. The spectrum of HBV/HCV coinfection：epidemiology，clinical characteristics，viralinteractions and management[J]. Ann Gastroenterol，2015，28（2）：221-228.

5. European Association for Study of Liver. EASL 2017 Clinical Practice Guidelines on the management of hepatitis B virus infection[J]. J Hepatol，2017，67（2）：370-398.

（马丽霞）

病例 22
急性药物性肝损伤（混合型）

📋 病历摘要

【基本信息】

患者，男，34岁，主因"眼黄、尿黄伴皮肤瘙痒2月余"入院。2月余前患者无明显诱因出现巩膜重度黄染，小便色如浓茶，伴皮肤瘙痒，无发热、腹痛、腹胀，就诊于当地医院，查肝功能：TBIL 580 μmol/L，余项不详。腹部MRI：考虑胆囊炎，肝脏多发小结节，考虑肝囊肿合并肝血管瘤可能，肝脏弥漫性改变，脾轻度增大。给予保肝、退黄、抗感染治疗，并给予地塞米松5 mg，静脉滴注，每日1次，疗程2周，复查TBIL下降至约300 μmol/L，但停用激素2周后复查TBIL再次上升至 518 μmol/L，患者于当地医院住院 1 月余，病情仍未控制，为进一步诊治收入我院。

既往史：起病前因"牙痛"自行口服甲硝唑（具体剂量不详）1 周。否认肝病家族史，否认肿瘤家族史。否认长期大量饮酒史。对某种"中药"过敏，表现为皮疹。

【体格检查】

体温 36.2 ℃，血压 115/73 mmHg，心率 98 次 / 分，呼吸 20 次 / 分，神志清，精神可，肝掌（−），蜘蛛痣（−），全身浅表淋巴结未触及肿大，面色晦暗，皮肤、巩膜重度黄染，前胸、后背及四肢皮肤可见抓痕，双肺呼吸音清，未闻及干、湿性啰音，心律齐，未闻及杂音，腹软，无压痛及反跳痛，肝脾肋下未触及，Murphy's 征（±），移动性浊音（−），双下肢无水肿。

【辅助检查】

入院后化验提示血常规：WBC 6.76×10^9/L，PLT 271×10^9/L，HGB 112 g/L，N% 71.0%。肝功能：ALT 424.3 U/L，AST 349.7 U/L，TBIL 584.2 μmol/L，DBIL 423.9 μmol/L，ALB 36.9 g/L，γ-GT 423.9 U/L，ALP 476.0 U/L。血生化：BUN 3.29 mmol/L，Cr 57.2 μmol/L，GLU 4.7 mmol/L，K^+ 2.58 mmol/L，Na^+ 129 mmol/L，Cl^- 88.9 mmol/L。血脂：TC 13.04 mmol/L，TG 3.83 mmol/L。凝血功能：PT 20.8 s，PTA 39%。AFP 1.46 ng/mL。便常规：黄色，软便，潜血（−）。HBsAg 0.619（−）COI，HBsAb 540.3（+）IU/L，HBeAg 0.158（−）COI，HBeAb 2.10（−）COI，HBcAb 0.306（+）COI。丙型肝炎抗体、甲型肝炎抗体

IgM、戊型肝炎抗体 IgM、巨细胞病毒抗体 IgM、人细小病毒 B19 抗体、抗 EB 病毒抗体、自身免疫性肝炎指标、抗核抗体、M2 抗体均（－）。

腹部超声：肝脏体积增大，肝右叶高回声结节性质待定，胆囊充盈欠佳，胆囊壁毛糙，脾大，右侧肾囊肿。进一步完善腹部增强 CT：肝表面尚光整，各叶比例轻度失调；平扫肝实质密度均匀，增强扫描肝实质内未见明显异常强化灶，肝动脉变异，胆囊炎。因患者拒绝未行肝穿刺活检。

【诊断及诊断依据】

诊断：急性药物性肝损伤混合型，RUCAM 5 分（可能），严重程度 4 级；胆囊炎；肝囊肿；肝血管瘤；肾囊肿。

诊断依据：患者为青年男性，病程 2 月余，以黄疸及瘙痒为主要表现，查体皮肤、巩膜重度黄染，周身皮肤可见抓痕，入院后检查肝功能损伤，自身免疫抗体及嗜肝病毒检查阴性，结合患者起病前因"牙痛"自行口服甲硝唑治疗 1 周，RUCAM 5 分，考虑急性药物性肝损伤，计算 R 值为 2.22，判断肝损伤类型为混合型，因患者拒绝未进一步行肝穿刺活检。患者无基础肝病背景，病程 2 月余，入院查 PTA ＜ 40%，TBIL ≥ 171 μmol/L，考虑严重程度 4 级（符合亚急性肝衰竭）。其余诊断根据腹部影像学检查可明确。

【治疗】

卧床休息，清淡饮食。予以甘草酸制剂保肝、双环醇降酶、血浆输入补充凝血因子及维生素 K 肌内注射改善凝血功能治疗。患者入院后出现发热，考虑胆系感染，先后给予头孢美

135

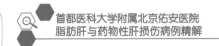

唑钠、亚胺培南西司他丁、头孢哌酮钠舒巴坦钠抗感染治疗，体温降至正常 3 天且复查感染指标好转后停用，总疗程约 1 个月，期间因考虑感染控制不理想，未加用激素治疗。住院期间患者转氨酶及胆红素呈下降趋势，但胆管酶间断升高，建议行肝穿刺活检明确肝损伤病因，并明确是否存在肝内胆管消失，患者拒绝。住院 2 月余时患者因经济原因要求出院，复查肝功能：ALT 245.0 U/L，AST 197.7 U/L，TBIL 324.0 μmol/L，DBIL 257.7 μmol/L，ALB 36.0 g/L，γ-GT 649.9 U/L，ALP 609.9 U/L。凝血功能：PT 12.3 s，PTA 87%。建议回当地医院继续保肝、降酶等治疗，必要时完善肝穿刺活检。

📋 病例分析

1. 肝功能异常常见病因（参见病例 21，病例分析）

2. 甲硝唑与药物性肝损伤

甲硝唑，别名灭滴灵，是治疗滴虫病、阿米巴病和厌氧菌感染的常用药物。临床常规治疗用量不良反应轻微，而超大剂量口服可致严重的肝损伤。本例患者既往无肝脏或胆道疾病史，入院后完善自身免疫抗体及嗜肝病毒等相关检查，结果提示阴性，故考虑甲硝唑用药与肝损伤存在着合理的相关性。

3. 甲硝唑致药物性肝损伤的治疗

2015 年中华医学会发布的《药物性肝损伤诊治指南》中提出，DILI 的基本治疗原则之一是根据临床类型选用适当的药物治疗，且 ALF/SALF 等重症患者必要时可考虑紧急肝移植。该患者为"急性药物性肝损伤混合型，RUCAM 5 分（可能），严重程度 4 级"，因经济原因不考虑肝移植治疗。药物性肝损伤的治疗包括：①重型患者可选用 N- 乙酰半胱氨酸（N-Acetyl-L-cysteine，NAC）治疗，NAC 可清除多种自由基，且临床越早应用效果越好，成人一般用法为 50 ～ 150 mg/（kg·d），总疗程不低于 3 天；②有经验表明，轻—中度肝细胞损伤型和混合型 DILI，炎症较重者可使用双环醇和甘草酸制剂；③我国食品药品监督管理总局最近批准增加急性 DILI 为异甘草酸镁的治疗适应证，可用于治疗 ALT 明显升高的急性肝细胞型或混合型 DILI，并且 2016 版《甘草酸制剂肝病临床应用专家共识》也推荐甘草酸制剂用于 DILI 的治疗。

📋 病例点评

　　DILI 临床诊断目前仍为排他性诊断，应结合用药史、临床特征和肝脏生化指标动态改变的特点、其他肝损伤病因的排除等进行综合分析。肝活组织检查有助于诊断及鉴别诊断。该患者住院期间转氨酶、胆红素呈缓慢下降趋势，但胆管酶反复升高，肝内胆管情况未明，此种情况下建议肝穿刺活检以协助明确诊断，需充分与患者及其家属沟通病情，告知其肝穿必要性及消除其恐惧心理。患者因经济原因回当地医院继续治疗，应重视患者的宣教及随访，关注患者预后。

参考文献

1. 中华医学会肝病学分会药物性肝病学组.药物性肝损伤诊治指南[J].临床肝胆病杂志,2015,31(11):1752-1769.

2. 甘草酸制剂肝病临床应用专家委员会.甘草酸制剂肝病临床应用专家共识[J].中华实验和临床感染病杂志,2016,10(1):1-9.

3. 邓雅婷,丁亮,胥晓丽,等.临床药师参与1例甲硝唑中毒救治的药学实践[J].中国药师,2018,21(2):308-310.

（郭海清）

病例 23
慢性药物性肝损伤伴肝硬化

📋 病历摘要

【基本信息】

患者，女，63岁，主因"肝病史6个月，上腹部不适1周"入院。6个月前无明显诱因出现四肢乏力，食欲减退，尿色深黄并进行性加重，无发热、腹痛、腹泻，于北京某医院住院治疗，查肝功能及凝血功能提示有明显异常（具体不详），上腹部增强CT提示肝融合性纤维化，胆囊炎，追溯患者有愈心痛、心脑欣丸等中成药物应用史，诊断为"药物性肝损伤"。住院治疗第2天出现发热，感染指标显著升高，先后给予头孢米诺及利复星抗感染治疗，仍间断低热，复查肝功能提示总胆红

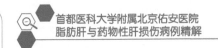
素进行性升高，遂就诊于我院，以"药物性肝损伤"收入我科，住院期间诊断为"肝硬化"，给予积极保肝、退黄等治疗，肝功能好转后出院。院外患者门诊复查提示肝功能反复异常，予以加用激素治疗，肝功能逐渐恢复，于3个月前停用激素。1周来感上腹部不适，为进一步治疗再次入院。

既往史：19年前曾诊断为"黄疸型肝炎"；12年前因"脾内血管瘤"行脾脏切除术；3年前因"腰椎间盘突出症"行外科手术；10个月前外院体检诊断为"冠心病"，并开始口服中成药愈心痛（延胡索、红参、三七）、心脑欣丸（红景天、枸杞子、沙棘鲜浆）等药物治疗。对"阿莫西林"过敏。否认肝病家族史，否认肿瘤家族史，否认长期大量饮酒史。

【体格检查】

体温36.2℃，血压121/65 mmHg，心率72次/分，呼吸19次/分，神志清，精神差，肝掌（+），蜘蛛痣（-），全身浅表淋巴结未触及肿大，面色晦暗，皮肤、巩膜轻度黄染，双肺呼吸音清，未闻及干、湿性啰音，心律齐，未闻及杂音，腹软，上腹部压痛可疑，无反跳痛、肌紧张，肝脾肋下未触及，Murphy's征（-），移动性浊音（-），双下肢无水肿。

【辅助检查】

入院后化验提示血常规：WBC 7.67×10^9/L，PLT 175×10^9/L，HGB 116 g/L，N% 26.6%。肝功能：ALT 61.5 U/L，AST 77.7 U/L，TBIL 21.4 μmol/L，DBIL 5.2 μmol/L，ALB 29.9 g/L，γ-GT 111.1 U/L，ALP 119.8 U/L。血生化：BUN 4.08 mmol/L，Cr 50.3 μmol/L，GLU 4.46 mmol/L，K^+ 4.02 mmol/L，

Na$^+$ 142.1 mmol/L，Cl$^-$ 108.6 mmol/L。凝血功能：PT 12.9 s，PTA 81.0%，INR 1.15。HBsAg ＜ 0.05（－）COI，HBsAb 450.9（＋）IU/L，HBeAg 0.098（－）COI，HBeAb 0.993（＋）COI，HBcAb 0.008（＋）COI。丙型肝炎抗体、甲型肝炎抗体 IgM、戊型肝炎抗体 IgM（－），ANA（＋）（1 ∶ 100），余项自身免疫抗体均（－）。

心电图：窦性心律，T 波改变（Ⅱ、Ⅲ、AVF 导联），心率 85 次 / 分。

腹部超声：肝硬化（脾切术后），侧支循环形成，胆囊结石，胆囊壁毛糙，目前未探及腹水。

腹部 CT：①肝硬化伴融合性肝纤维化形成可能性大，脾切除术后，副脾，侧支循环形成；②胆囊多发小结石；③胰腺囊肿，左侧肾囊肿。

胃镜：食道黏膜光滑，呈粉红色，未见糜烂、溃疡及静脉曲张；贲门开闭自然，齿状线清楚；胃底、体黏膜光滑；胃角呈半弧形，黏膜光滑；胃窦黏膜颗粒不平，色灰白，可透见黏膜下小血管，未见溃疡及增生性病变，取活检 1 块，弹性尚可，予以凝血酶 5000 U 喷洒后观察活检处无渗血，幽门圆形，十二指肠球部黏膜光滑，球腔无畸形；十二指肠球后部正常。内镜诊断：慢性萎缩性胃炎。病理：（胃窦）黏膜组织中度慢性炎，HP（－）。

肝穿刺病理：肝穿刺组织 1 条，小叶结构紊乱，部分区域见增生之纤维隔分隔肝实质呈结节状，汇管区及纤维间隔内有多量以单个核为主的混合炎细胞浸润，轻至中度界面炎，并见再生肝细胞团，细胆管轻度反应性增生，肝实质点灶状坏死多见，窦细胞轻度反应活跃。

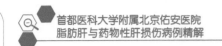

病理诊断：考虑药物性肝损伤后活动性肝硬化。

【诊断及诊断依据】

诊断：药物性肝硬化代偿期，慢性萎缩性胃炎，胆囊结石，胰腺囊肿，肾囊肿，脾切除术后。

诊断依据：患者为老年女性，既往有黄疸型肝炎病史，近10个月服用中成药愈心痛（含延长胡索、红参、三七）、心脑欣丸（含红景天、枸杞子、沙棘鲜浆）等药物，6个月前于北京某医院诊断为"药物性肝损伤"，患者近1周出现上腹部不适，查体皮肤、巩膜轻度黄染，入院后完善腹部增强 CT 及肝穿刺活检，明确诊断为药物性肝硬化。其余诊断根据患者既往病史及辅助检查可明确。

【治疗】

清淡饮食，嘱患者停用愈心痛（含延胡索、红参、三七）、心脑欣丸（含红景天、枸杞子、沙棘鲜浆），给予保肝、退黄及对症治疗。患者此次肝功能尚可，未加用激素治疗。

病例分析

1. 肝硬化常见病因

引起肝硬化的原因有很多，在我国以病毒性肝炎为主，欧美国家以慢性酒精中毒多见。①病毒性肝炎：主要为乙型、丙型和丁型肝炎病毒感染，占 60% ~ 80%，通常经慢性肝炎阶段演变而来，急性或亚急性肝炎如有大量肝细胞坏死和肝纤维化可以直接演变为肝硬化。甲型及戊型肝炎无慢性者，除急性重症外，不形成肝硬化。②慢性酒精中毒：长期大量饮酒，一般饮酒史超过 5 年，折合乙醇量男性≥ 40 g/d，女性≥ 20 g/d，或 2 周内有大量饮酒史，折合乙醇量＞ 80 g/d。乙醇及其代谢产物（乙醛）的毒性作用引发的酒精性肝炎，继而可发展为肝硬化。③非酒精性脂肪性肝炎：随着世界范围内肥胖人群的增加，非酒精性脂肪性肝炎的发病率日益升高，新近国外研究表明，约 20% 的非酒精性脂肪性肝炎可发展为肝硬化。④胆汁淤积：持续肝内淤胆或肝外胆管阻塞时，高浓度胆酸和胆红素可损伤肝细胞，引起原发性胆汁性肝硬化或继发性胆汁性肝硬化。⑤药物或工业毒物：服用双醋酚汀、甲基多巴、异烟肼或长期接触四氯化碳、磷等可引起药物性或中毒性肝炎而演变为肝硬化，长期服用甲氨蝶呤可引起肝纤维化而发展为肝硬化。⑥自身免疫性肝炎可演变为肝硬化。⑦遗传代谢性疾病：先天性酶缺陷疾病，致使某些物质不能被正常代谢而沉积在肝脏，如肝豆状核变性（铜沉积）、血色病（铁沉积）等。⑧肝静脉回流受阻：肝静脉阻塞综合征、肝小静脉闭塞病等引起肝脏长期淤血缺氧。⑨血吸虫病：虫卵沉积于汇管区，引起纤维组织增生，导致窦前性门静脉高压，但由于再生结节不明显，应称之为血吸虫性肝纤维化。⑩隐源性肝硬化：病因仍不明者占 5% ～ 10%。

2.肝活组织检查与药物性肝损伤

虽然肝活组织检查不是 DILI 的必要检查，但是其在评估 DILI 中发挥着重要作用。DILI 主要损伤的靶细胞包括肝细胞、胆管上皮细胞及血管内皮细胞。不同的损伤靶点表现出多变的病理损伤模式。尽管 DILI 病理特点多样但具有主要病理损伤模式：急性肝炎型、慢性肝炎型、急性胆汁淤积型、慢性胆汁淤积型、胆汁淤积性肝炎型。急性肝炎型为肝细胞炎症坏死，多见于小叶中心Ⅲ带。慢性肝炎型可发生于多次反复服用致肝损伤药物后，形态特点与慢性病毒性肝炎相似，汇管区扩大，单个核细胞浸润，伴/不伴淋巴细胞性界面炎。急性胆汁淤积型标志性特点为毛细胆管淤胆。慢性胆汁淤积型主要表现为胆管的慢性损伤或小胆管消失，汇管区间质内单个核细胞浸润，汇管区周围细胆管反应增生、界面炎及纤维化可较明显，重者汇管区纤维化扩大相连，形成胆汁性肝纤维化，导致胆汁性肝硬化。胆汁淤积性肝炎型表现为广泛的炎症和胆汁淤积，但其炎症程度比急、慢性肝炎时更轻，且主要以中性粒细胞浸润为主，大量浆细胞浸润较为少见。

病例点评

该患者于外院初诊为"药物性肝损伤"，未能提供基线转氨酶、胆红素及胆管酶水平，临床分型及严重程度分级未知，为诊治带来一定困难。

药物性肝硬化，重点在于预防，在预防早期的药物性肝损伤时，用药期间应定期测定肝功能。对一度有药物性肝损伤病史者，应避免再度使用相同或化学结构相似的药物。对于药物引起的慢性活动性肝炎或肝纤维化，应及早应用抗纤维化药物，控制疾病进展至肝硬化。

参考文献

1. 杨瑞园，赵新颜.肝组织病理学检查在药物性肝损伤诊治中的意义 [J].临床肝胆病杂志，2018，34（6）：1172-1175.

2. 耿文静，刘晖，丁惠国.药物性肝损伤的潜在机制、病理特点及生物标志物 [J].临床肝胆病杂志，2019，35（4）：925-929.

3. 滕光菊，梁庆升，孙颖，等.165 例中草药导致药物性肝损害临床特征及病理分析 [J].中华中医药学刊，2014，32（4）：913-916.

4. KLEINER D E. The histopathological evaluation of drug-induced liver injury[J]. Histopathology，2017，70（1）：81-93.

（郭海清）

病例 24
急性药物性肝损伤
（胆汁淤积型）

病历摘要

【基本信息】

患者，男，83岁，主因"眼黄、尿黄20天"入院。20天前患者无明显诱因出现巩膜黄染，逐渐加重，伴尿色加深，呈茶色，患者自觉四肢乏力，勉强维持日常活动，无食欲减退、体重减轻、发热，因前列腺增生于当地医院行导尿引流时查肝功能提示重度损伤（具体不详），给予保肝药物静脉点滴治疗，诉转氨酶、胆红素均有所下降，为求进一步诊治收入我院。

既往史：起病前1个月有口服润燥止痒胶囊史。2型糖尿病病史 30 年，规律口服磺脲类药物降糖治疗。前列腺增生病史 1 年。否认肝病家族史，否认肿瘤家族史，否认长期大量饮酒史，否认过敏史。

【体格检查】

体温 36.1℃，血压 136/68 mmHg，心率 76 次 / 分，呼吸 18 次 / 分，轮椅推入病房，神志清，精神可，肝掌（－），蜘蛛痣（－），全身浅表淋巴结未触及肿大，面色晦暗，皮肤、巩膜重度黄染，双肺呼吸音清，未闻及干、湿性啰音，心律齐，未闻及杂音，腹软，无压痛及反跳痛，肝脾肋下未触及，Murphy's 征（－），移动性浊音（－），双下肢轻度凹陷性水肿。

【辅助检查】

入院后化验提示血常规：WBC 5.14×10^9/L，HGB 97 g/L，PLT 302×10^9/L，N% 74.3%。肝功能：ALT 158.9 U/L，AST 155.2 U/L，TBIL 192.7 μmol/L，DBIL 182.6 μmol/L，ALB 24.3 g/L，γ-GT 324.6 U/L，ALP 309.1 U/L。血生化：BUN 4.94 mmol/L，Cr 70.4 μmol/L，GLU 4.43 mmol/L，K^+ 2.95 mmol/L，Na^+ 139.9 mmol/L，Cl^- 102.4 mmol/L。凝血功能：PT 12.0 s，PTA 88.0%，INR 1.07。AFP 20.4 ng/mL。便常规：黄色，微稀便，潜血（－）。HbA1c 5.3%。HBsAg 0.513（－）COI，HBsAb ＜ 2.00（－）IU/L，HBeAg 0.112（－）COI，HBeAb 1.94（－）COI，HBcAb 0.011（＋）COI。丙型肝炎抗体、甲型肝炎抗体 IgM、戊型肝炎抗体 IgM（－），ANA（＋）（1 ∶ 100）核均质、胞浆颗粒型，余项自身免疫抗体均（－）。

腹部超声：胆囊壁毛糙增厚，腹水少量。因患者及其家属拒绝，未行肝穿刺活检。

【诊断及诊断依据】

诊断：急性药物性肝损伤（胆汁淤积型），RUCAM 8分（很可能），严重程度3级；低蛋白血症；腹水；2型糖尿病；前列腺增生。

诊断依据：患者为老年男性，病程20天，查体皮肤、巩膜重度黄染，入院后检查肝功能损伤，结合患者起病前1个月有口服润燥止痒胶囊史，RUCAM 8分，考虑急性药物性肝损伤，计算R值为1.28，判断肝损伤类型为胆汁淤积型，入院查 TBIL ≥ 5×ULN（TBIL 192.7 μmol/L），不伴 INR ≥ 1.5（INR=1.07），符合严重程度3级。其余诊断根据患者既往病史及检查结果可明确。

【治疗】

卧床休息，糖尿病饮食，给予还原型谷胱甘肽、丁二磺酸腺苷蛋氨酸、熊去氧胆酸保肝、退黄治疗，予以补充白蛋白提高血浆胶体渗透压，患者有前列腺增生，予以保留导尿管，间断夹闭。

病例分析

1.肝功能异常常见病因（参见病例21，病例分析）

肝功能异常原因众多，常见的有病毒性肝炎、酒精性肝病、非酒精性脂肪性肝病、药物性肝损伤、自身免疫性肝病等等。多数都有迹可循，详细的病史问询往往可以提供诊断线索，因此必须强调病史的重要性。本例患者就是详尽的病史追溯、起病和用药时间的先后顺序经过反复确认之后，才考虑药物性肝损伤。对于不明原因肝功能异常，切忌主观臆断。

2. 润燥止痒胶囊致 DILI 的原因分析

该患者口服润燥止痒胶囊导致肝损伤的主要原因可能为用药时间过长。润燥止痒胶囊说明书规定 2 周为一疗程，用药 7 天症状无缓解，应去医院就诊。该患者服用该药达 1 个月之久，超过其规定的疗程，且患者高龄，肝肾功能衰退，对药物的代谢能力减慢，容易引起药物蓄积导致中毒。另外，该制剂包括六味中药成分，其中，何首乌及制剂导致肝损伤的不良反应报道较多。有少量相关实验证实，何首乌生品或炮制品中引起的肝损伤物质为蒽醌类成分。虽然何首乌肝损伤病例报道较多，但其发生率相对较低，并且其在正常动物安全性评价中表现出肝毒性不强的特点，因而何首乌可能是特异质肝毒性，其免疫增强物质（如二苯乙烯苷类）可能会导致肝脏对何首乌中潜在的肝损伤成分（如大黄素类）的易感性增强。不同人群对肝损伤易感程度表现不一，少数特异质机体对某些中草药存在易感性。如何首乌引起的肝损伤可能与遗传性肝脏代谢酶缺陷、遗传多态性和免疫损伤有关。

3. 润燥止痒胶囊致药物性肝损伤的治疗

2015 年中华医学会发布的《药物性肝损伤诊治指南》中提出，DILI 的基本治疗原则之一是根据临床类型选用适当的药物治疗。该患者为"急性药物性肝损伤（胆汁淤积型），RUCAM 8 分（很可能），严重程度 3 级"。药物性肝损伤的

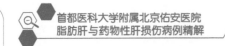

治疗包括：①重型患者可选用 N- 乙酰半胱氨酸治疗，NAC 可清除多种自由基，且临床越早应用效果越好，成人一般用法为 50 ～ 150 mg/（kg•d），总疗程不低于 3 天；②胆汁淤积型 DILI 可选用熊去氧胆酸治疗；③有报道显示腺苷蛋氨酸治疗胆汁淤积型 DILI 有效。

病例点评

润燥止痒胶囊同时含有生首乌和制首乌，临床医生和药师需提醒患者在服用过程中应格外注意合理控制用药剂量和时间。服用 1 个疗程后可停药一段时间，经洗净期后再继续给药，避免药物蓄积引起不良反应。用药过程中定期监测肝功能，如有异常，及时停药。

参考文献

1. 田璐璐，周陶然，吴涓，等 . 润燥止痒胶囊致药物性肝损 1 例 [J]. 上海医药，2017，38（17）：35-37.

2. 中华医学会肝病学分会药物性肝病学组 . 药物性肝损伤诊治指南 [J]. 临床肝胆病杂志，2015，31（11）：1752-1769.

3. 中华中医药学会肝胆病分会，中华中医药学会中成药分会 . 中草药相关肝损伤临床诊疗指南 [J]. 中国中药杂志，2016，41（7）：1165-1172.

（郭海清）

病例 25
肝脏脂肪变性与药物性肝损伤

病历摘要

【基本信息】

患者，女，65岁，主因"脂肪肝10年，发现肝功能异常2年余"入院。患者于10年前体检时发现脂肪肝，肝功能正常，未予重视，未规律复查。2年余前发现肝功能异常，偶有肝区不适，丙氨酸氨基转移酶最高约160 U/L，胆红素正常，长期口服双环醇及甘草酸类保肝药物，复查肝功间断异常，为进一步诊治收入院。

既往史：高血压史10年，长期服用苯磺酸氨氯地平、缬沙坦、阿司匹林、美托洛尔。否认长期大量饮酒史，否认药物过敏史。

【体格检查】

体温 36.5℃，血压 130/70 mmHg，心率 72 次 / 分，呼吸 20 次 / 分，神清，计算力、定向力正常，皮肤、巩膜无黄染，双肺呼吸音清，未闻及干、湿性啰音，心律齐，未闻及病理性杂音，腹平软，无压痛、反跳痛，肝脾肋下未触及，移动性浊音（−），双下肢无水肿。体重指数 26 kg/m²。

【辅助检查】

入院后化验提示血常规：WBC 8.18×10^9/L，PLT 304×10^9/L，HGB 134 g/L，N% 60.6%，L% 29.7%。肝功能：ALT 33.7 U/L，AST 50.1 U/L，TBIL 7.6 μmol/L，DBIL 2.6 μmol/L，ALB 44.6 g/L，GLB 32.4 g/L，BUN 5.68 mmol/L，Cr 42.9 μmol/L，GLU 5.88 mmol/L。血脂常规：TC 5.06 mmol/L，TG 0.99 mmol/L，HDL-C 1.66 mmol/L，LDL-C 3.19 mmol/L。凝血功能：PT 10.6 s，PTA 109%。HbAlc 4.3%，空腹胰岛素 10.4 μIU/mL。乙肝标志物：HBsAg（−），HBsAb（+），HBeAg（−），HBeAb（+），HBcAb（+），进口 HBV-DNA 测定：未检测到。甲型肝炎抗体 IgM（−），丙型肝炎抗体（−），戊型肝炎抗体 IgM（−）。ANA（1∶100）。甲状腺功能：FT_3 5.58 pmol/L，TT_3 5.29 pmol/L，FT_4 12.56 pmol/L，TT_4 96.62 pmol/L，TSH 1.29 mIU/L。CER 0.218 g/L。

腹部超声：肝脏包膜欠光滑，回声较粗亮，分布欠均匀，肝内胆管无扩张，门静脉内径 7 mm，无腹水，提示脂肪肝。

FibroScan：CAP 244 dB/m，LSM 10.7 kPa。

肝穿刺病理：部分汇管区扩大，有的相连，间质内中度以单个核为主的混合炎细胞浸润，可见嗜酸性粒细胞，细胆管反应增生，中度界面炎，汇管区周围星芒状纤维化伴纤维细隔形成。汇管区周围多数肝细胞肿胀，呈气球样变，大泡性脂变约20%，其间散见少数小坏死灶，小叶中心带病变较轻。病理诊断脂肪性肝炎，建议结合临床除外药物/毒物性肝损伤。

追问病史，患者曾服用多种药物，详见表25-1。

表 25-1　患者先后服用药物列表

时间（年）	疾病	药物
2007—2017	高血压	长期服用苯磺酸氨氯地平、缬沙坦、阿司匹林、美托洛尔
2009—2016	耳鸣手抖	间断服用甲钴胺片、愈风宁心滴丸、银杏叶胶囊、丹珍头痛胶囊等
2012—2016	骨关节病	金天格胶囊、仙灵骨葆胶囊、钙尔奇D、双氯芬酸钠肠溶片、氟比洛芬缓释胶囊
2016	便秘	通便片、六味安消胶囊、乳果糖
2016	失眠	百乐眠

病理补充报告：结合病史，符合慢性药物性肝损伤，病变程度相当于 G2，S2～3。

【诊断及诊断依据】

诊断：药物性肝损伤，非酒精性脂肪性肝病。

诊断依据：患者为老年女性，反复肝功能异常9年，否认饮酒史，有长期多种药物应用史，既往腹部超声曾提示脂肪肝，肝弹性 CAP 提示重度脂肪肝，LSM 提示肝硬化可能，病毒性肝炎标志物阴性。肝穿刺病理：间质内可见嗜酸性粒细胞，细胆管反应增生，中度界面炎，汇管区周围多数肝细胞肿胀，呈气球样变，大泡性脂变约20%，其间散见少数小坏死灶，小叶中心带病变较轻。考虑上述诊断明确。

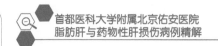

【治疗及随访】

禁用肝损伤药物，控制饮食，加强运动，减重，保肝治疗，监测肝功能、腹部超声。

病例分析

1. 慢性 DILI

在 DILI 发生 6 个月后，肝酶、胆红素水平和（或）进展性肝病的相关症状和体征（腹水、肝性脑病、门脉高压、凝血异常）未能恢复至发生 DILI 之前的水平。慢性 DILI 在临床上可表现为：①慢性肝炎，伴或不伴肝硬化；②药物诱导的自身免疫性肝病，包括 AIH、PBC、PSC；③慢性肝内胆汁淤积；④肝血管病变，如 HSOS；⑤肝脏良性或恶性肿瘤等。

2. DILI 危险因素

有慢性肝病基础的患者更易发生 DILI 的证据有限。一旦发生，出现肝衰竭甚至死亡的风险更高。有研究提示，HBV 或 HCV 感染可增加抗结核药物发生 DILI 的风险。自身免疫性肝病也可能增加患者对 DILI 的易感性，特别是使慢性 DILI 的发生风险增加。尚不清楚非酒精性脂肪性肝病（非酒精性脂肪性肝病）和肥胖是否增加 DILI 的风险。

3. DILI 的鉴别诊断

药物性肝损伤的诊断需与病毒性肝炎、酒精性肝病、自身免疫性肝病、遗传代谢性疾病等鉴别，以下几点需要特别注意：①美国数据显示，急性丙型肝炎在 HCV 抗体出现前可被误诊为 DILI，因此强烈建议，尽管 DILI 患者 HCV 抗体检测为阴性，也应检测 HCV-RNA；②任何一种类型的 DILI 均可拟似自身免疫性肝病，而米诺环素和呋喃妥因等药物还可引起自身免疫性肝病样 DILI，这些均需要通过测定自身抗体及肝活检等来加以鉴别；③在与肝豆状核变性进行鉴别时，不能单纯依赖血浆铜蓝蛋白水平的降低，必要时还需测定血清铜、24 小时尿铜，检查是否存在 K-F 环，甚至进行肝活检及基因分析等来加以鉴别。

4. 非酒精性脂肪性肝病患者 DILI 的诊断

非酒精性脂肪性肝病患者 DILI 的诊断比较复杂，其临床表现是两者的并存或叠加，既有超重、肥胖，同时伴有高血压、高血脂、高 GLU 及低、高密度脂蛋白血症等代谢紊乱 4 个指标中 2 个以上表现又有明确的用药史。由于药物的应用可能使原来正常或轻度异常的肝脏酶学出现进行性的改变，特别是 GGT 和（或）ALP 升高，以直接胆红素升高为主的总胆红素升高。部分患者可能有嗜酸性粒细胞增高，但凝血功能往往正常或轻度异常。组织学除肝细胞脂肪变性外，可能还会出现嗜酸性粒细胞或浆细胞浸润、肉芽肿形成、毛细胆管缺失、淤胆型改变等 DILI 的表现。

📋 病例点评

不同药物所致的肝损伤有相同或不同的病理学表现，临床与病理密切结合是提高肝穿刺病理诊断准确性的保障。

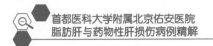

参考文献

于乐成，陈成伟 .ACG 特异质性药物性肝损伤临床诊治指南解读 [J]. 肝脏，2014，
（8）：570-574.

（梁珊）

病例 26
儿童非酒精性脂肪性肝炎

病历摘要

【基本信息】

患者，男，15岁，主因"发现肝功能异常1年"入院。1年前患者在体检时发现转氨酶轻度升高，腹部超声提示脂肪肝，无乏力、食欲减退、腹胀等不适，未予以诊治，此后未规律复查。1周前患者自觉乏力，无发热、恶心、呕吐等不适，复查肝功能提示 ALT 164.6 U/L，AST 97.9 U/L，腹部超声提示重度脂肪肝，为进一步诊治收入院。

既往史：体健，否认高血压、糖尿病、冠心病病史。否认长期大量饮酒史，否认药物过敏史。

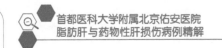
【体格检查】

体温 36.5℃，血压 120/70 mmHg，心率 80 次 / 分，呼吸 20 次 / 分，体重指数 33 kg/m²，神志清，精神可，肝掌（−），蜘蛛痣（−），全身浅表淋巴结未触及肿大，皮肤、巩膜无黄染，双肺呼吸音清，未闻及干、湿性啰音，心律齐，未闻及杂音，腹软，无压痛及反跳痛，肝脾肋下未触及，移动性浊音（−），双下肢无水肿，神经系统查体无异常。

【辅助检查】

入院后化验提示血常规：WBC 7.32×10^9/L，PLT 322×10^9/L，HGB 162 g/L，N% 54.7%，L% 37.6%。肝功能：ALT 145.1 U/L，AST 83.1 U/L，TBIL 47 μmol/L，DBIL 14.5 μmol/L，ALB 49.5 g/L，GLB 31.5 g/L，BUN 2.57 mmol/L，Cr 63.9 μmol/L，GLU 5.15 mmol/L。血脂常规：TC 4.11 mmol/L，TG 1.91 mmol/L，HDL-C 0.94 mmol/L，LDL-C 2.44 mmol/L。凝血功能：PT 11.3 s，PTA 91%。HbAlc 4.9%，空腹胰岛素 12.4 μIU/mL。乙肝标志物：HBsAg（−），HBsAb（＋），HBeAb（−），HBeAg（−），HBcAb（−），进口 HBV-DNA 测定：未检测到。甲型肝炎抗体 IgM（−），丙型肝炎抗体（−），戊型肝炎抗体 IgM（−）。甲状腺功能：FT_3 5.58 pmol/L，TT_3 2.18 pmol/L，FT_4 15.1 pmol/L，TT_4 108.05 pmol/L，TSH 0.88 mIU/L。ANA（−）。CER 0.3 g/L。

腹部超声：肝脏包膜光滑，回声较粗亮，分布欠均匀，肝内胆管无扩张，门静脉内径 9 mm，胆总管内径 4 mm，脾厚 32 mm，脾静脉内径 7 mm，双肾未见异常，提示脂肪肝。

FibroScan：CAP 302 dB/m，LSM 8.0 kPa。

肝穿刺病理：小叶结构基本保留，小叶中心性大泡性脂变，范围 50% ~ 80%，多数肝细胞肿胀，部分呈气球样变，散在小坏死灶，大部小叶中心带可见轻度窦周纤维化。诊断：脂肪性肝炎，倾向非酒精性，NAS：3+2+1=6 分，纤维化 S1 c。

【诊断及诊断依据】

诊断：非酒精性脂肪性肝炎。

诊断依据：患者为青少年，发现肝功能异常 1 年，既往否认饮酒史，偏爱油腻饮食及甜食，不喜运动，体型肥胖。腹部超声提示脂肪肝，肝弹性 CAP 提示重度脂肪肝，肝功能轻度异常，病毒性肝炎标志物均阴性，自身抗体阴性，甲状腺功能、铜蓝蛋白正常，肝穿刺病理回报脂肪性肝炎，考虑非酒精性脂肪性肝炎诊断明确。

【治疗】

生活方式干预，营养科门诊指导饮食：尽可能减少单糖、双糖及饱和脂肪酸和胆固醇的摄入，限制含果糖饮料及油炸食品和快餐，鼓励食用低 GLU 指数、富含单不饱和及多不饱和脂肪酸的食品。在家庭和学校倡导坚持有氧运动，建议家庭成员共同参与，减少看电视时间，增加体育运动，提高患儿的依从性。

【随访】

2 个月后随访患者，体重下降 10 kg，肝功能：ALT 110.7 U/L，AST 65.8 U/L，TBIL 25.6 μmol/L，DBIL 8.6 μmol/L。血脂常规：TC 3.46 mmol/L，TG 1.36 mmol/L，HDL-C 0.91 mmol/L，

LDL-C 2.14 mmol/L。FibroScan：CAP 299dB/m，LSM 5.7 kPa。

6个月后随访患者，体重共下降 24 kg。肝功能：ALT 25.7 U/L，AST 35.4 U/L，TBIL 21.6 μmol/L，DBIL 8.9 μmol/L。血脂常规：TC 3.75 mmol/L，TG 1.17 mmol/L，HDL-C 0.93 mmol/L，LDL-C 2.43 mmol/L。FibroScan：CAP 233 dB/m，LSM 6.6 kPa。

病例分析

1. 儿童非酒精性脂肪性肝病定义

儿童 NAFLD 是指发生在儿童并除外其他基因 / 代谢紊乱、感染、药物使用、乙醇摄取或营养不良等原因所致的慢性肝脂肪变性。在大多数儿童中，非酒精性脂肪性肝病与胰岛素抵抗、向心性或普通肥胖有关，其血脂异常的特征是 TG 水平升高和 HDL-C 水平降低。根据组织学特征，非酒精性脂肪性肝病可分为 NAFL 和 NASH。

2. 儿童非酒精性脂肪性肝病发病率及临床危险因素

在北美的研究中，非酒精性脂肪性肝病患病率从 2 ~ 4 岁儿童的 0.7%（尸检证实）到肥胖儿童的 29% ~ 38%（ALT 升高及一项尸检研究）不等。从 20 世纪 80 年代到目前，非酒精性脂肪性肝病的患病率增加了 2.7 倍，并以比儿童肥胖更快的速度在增长，且肥胖儿童、男童、高加索人、亚裔和西班牙裔儿童及合并糖尿病前期、糖尿病、阻塞性睡眠呼吸暂停和垂体功能减退等亚群有更大的风险。

笔记

3. 哪些儿童应筛查非酒精性脂肪性肝病

（1）应当考虑对所有 9～11 岁肥胖儿童和存在额外风险因素（中心性肥胖、胰岛素抵抗、糖尿病前期或糖尿病、血脂异常、睡眠呼吸暂停或 NASH/ 非酒精性脂肪性肝病家族史）的超重儿童进行非酒精性脂肪性肝病筛查。

（2）存在严重肥胖、NASH/ 非酒精性脂肪性肝病家族史或垂体功能减退等危险因素的年幼儿童，应尽早接受筛查。

（3）如果风险因素（肥胖、西班牙裔、胰岛素抵抗、糖尿病前期、糖尿病、血脂异常）持续存在，非酒精性脂肪性肝病患儿的父母和兄弟姐妹均应筛查非酒精性脂肪性肝病。

4. 儿童非酒精性脂肪性肝病的鉴别诊断

非酒精性脂肪性肝病是一种排他性诊断疾病，需除外其他原因所致的肝脂肪变性。

5. 儿童非酒精性脂肪性肝病的治疗

（1）通过改善饮食和增加体力活动来改变生活方式为所有非酒精性脂肪性肝病患儿的一线治疗方案。

（2）避免饮用含糖饮料，以减轻体重。

（3）推荐包括非酒精性脂肪性肝病患儿在内的所有儿童增加中高强度体力活动，并限制屏幕时间每日在 2 小时以内。

（4）由于缺乏证据支持，目前尚无有效的药物或补充剂推荐用于治疗非酒精性脂肪性肝病。

（5）由于缺乏青少年的临床数据，不推荐减肥手术作为非酒精性脂肪性肝病患儿的治疗。对于体重指数 > 35 kg/m^2 同时

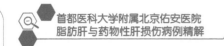

合并其他严重并发症（如 2 型糖尿病、严重阻塞性睡眠呼吸暂停、特发性颅内高血压）且不伴有肝硬化的非酒精性脂肪性肝病患儿，减肥手术可作为治疗选择。

6. 儿童非酒精性脂肪性肝病的随访

（1）建议对非酒精性脂肪性肝病患儿，每年至少进行 1 次随访，提供生活方式咨询时，建议增加访问频率和接触时间。

（2）重复肝活组织检查评估疾病（特别是纤维化）进展和指导治疗是合理的。如果出现新的危险因素或危险因素持续存在，如 2 型糖尿病、NASH 或纤维化，可以在第 1 次肝活组织检查后的 2～3 年复查。

（3）推荐针对青少年进行过度饮酒与肝纤维化进展的潜在相关教育。

（4）针对非酒精性脂肪性肝病患儿的家庭，应告知其二手烟暴露风险，并劝告非酒精性脂肪性肝病青少年戒烟及任何形式的电子尼古丁吸入装置。

（5）非酒精性脂肪性肝病患儿应常规接种甲型肝炎疫苗、乙型肝炎疫苗，并进行免疫验证。

（6）监护人应当关注非酒精性脂肪性肝病患儿的心理问题。

📋 病例点评

随着我国儿童生活方式的改变及肥胖症低龄化的流行趋势，儿童非酒精性脂肪性肝病的检出率逐渐增加。肥胖是非酒精性脂肪性肝病的主要危险因素，大多非酒精性脂肪性肝病出现在青春期的儿童，尤其是男性肥胖儿童。多项小样本研究表明，NASH 儿童进入成年期后很快并发肝硬化和动脉粥样硬化，非酒精性脂肪性肝病是儿童发生心血管疾病的独立危险因素，所以，建议在肥胖和有代谢综合征表现的患儿中筛查脂肪肝。由于儿童处于生长发育期，不适于药物减肥及手术治疗，改变生活方式可降低非酒精性脂肪性肝病儿童的转氨酶水平，在改善肝脏组织学病变时，应保证患者较好的依从性，方能取得效果。

参考文献

1. 陈云燕 . 儿童非酒精性脂肪性肝病诊治进展 [J]. 国际儿科学杂志，2018，45（4）：256-259，263.
2. 朱婵艳，范建高 . 儿童非酒精性脂肪性肝病 [J]. 实用肝脏病杂志，2013，（6）：483-485.
3. 黄鑫禹 .《2016 年北美儿童胃肠病肝病营养学会临床实践指南：儿童脂肪性肝病的诊断治疗》摘译 [J]. 临床肝胆病杂志，2017，33（4）：638-642.

（梁珊）

病例 27
肝脏脂肪变性的鉴别诊断
——肝豆状核变性

病历摘要

【基本信息】

患者，女，36岁，主因"反复肝功能异常9年"入院。患者于9年前体检时发现肝功能异常，ALT < 2 ULN，腹部超声提示轻度脂肪肝，患者无明显不适，未行进一步检查明确肝功能异常原因及治疗，此后患者每年规律体检，肝功能ALT间断异常，近2年ALT持续升高（70～100 U/L），4个月前腹部超声提示中度脂肪肝，患者为进一步诊治入院。

既往史：体健，否认高血压、冠心病、糖尿病病史。否认长期大量饮酒史，否认药物过敏史。

【体格检查】

体温 36.3 ℃，血压 110/70 mmHg，心率 70 次 / 分，呼吸 20 次 / 分，神清，计算力、定向力正常，皮肤、巩膜无黄染，双肺呼吸音清，未闻及干、湿性啰音，心律齐，未闻及病理性杂音，腹平软，无压痛、反跳痛，肝脾肋下未触及，移动性浊音（－），双下肢无水肿。体重指数 23 kg/m²。

【辅助检查】

入院后化验血提示常规：WBC 3.98×10^9/L，PLT 190×10^9/L，HGB 133 g/L，N% 58.8%，L% 34.9%。肝功能：ALT 74.4 U/L，AST 69.3 U/L，TBIL 17.2 μmol/L，DBIL 6.4 μmol/L，ALB 38.9 g/L，GLB 35 g/L，BUN 6.45 mmol/L，Cr 51.9 μmol/L，GLU 4.56 mmol/L。血脂常规：TC 4.04 mmol/L，TG 1.23 mmol/L，HDL-C 2.42 mmol/L，LDL-C 0.89 mmol/L。凝血功能：PT 13.2 s，PTA 78%。HbAlc 4.3%，空腹胰岛素 10.4 μIU/mL。乙肝标志物：HBsAg（－），HBsAb（－），HBeAg（－），HBeAb（－），HBcAb（－），进口 HBV-DNA 测定：未检测到。甲型肝炎抗体 IgM（－），丙型肝炎抗体（－），戊型肝炎抗体 IgM（－）。ANA（－）。CER 0.03 g/L。眼科会诊：K-F 环（＋）。

腹部超声：肝脏包膜不光滑，回声粗糙，分布不均匀，肝内胆管无扩张，门静脉内径 11 mm，脾厚 39 mm，双肾未见异常，腹水：肝前 1 mm。考虑弥漫性肝病表现，肝硬化不除外，脾厚，腹水微量。

FibroScan：CAP 273 dB/m，LSM 25.7 kPa。

肝穿刺病理：多小叶坏死及桥接坏死塌陷带分隔肝实质致小叶结构紊乱，间质内有以单个核为主的炎细胞浸润，界面炎明显，坏死带及汇管区周围肝细胞内铜颗粒沉积，肝细胞大泡性脂变（60%），可见气球样变肝细胞及糖原核肝细胞，肝实质点灶状坏死。诊断：慢性肝炎（G3，S3）伴肝细胞气球样变及大泡性脂变，肝细胞内铜颗粒沉积，结合临床考虑肝豆状核变性。

【诊断及诊断依据】

诊断：肝豆状核变性。

诊断依据：患者为中青年女性，反复肝功能异常9年，腹部超声曾提示脂肪肝，肝弹性CAP提示重度脂肪肝，LSM提示肝硬化，腹水微量，肝功能轻度异常，CER水平明显下降，K-F环（+），肝穿刺病理可见肝细胞内铜颗粒沉积，考虑肝豆状核变性诊断明确。

【治疗及随访】

忌含铜饮食，给予青霉胺驱铜治疗。

随访：无药物不良反应，服药1个月后复查肝功能，ALT降至62 U/L。

病例分析

肝豆状核变形（Wilson disease，WD）为一种常染色体隐性遗传的铜代谢障碍疾病，发病率为1/100 000～1/30 000。其致病基因为位于 *13q 14.3* 基因的 *ATP7B* 基因突变。当 *ATP7B* 功能缺乏或减弱时，肝脏排铜障碍，铜在肝脏内聚集、进入血液并沉积于其他组织或器官，引起相应的临床症状，包括神经精神症状、肝生化异常、角膜K-F环、肾损伤、溶血性贫血、骨骼肌肉损伤等表现。目前 *ATP7B* 已发现超过 500 种基因突变，均位于 ATP 酶功能区，中国人的基因突变热点发生于外显子 12 的 *Arg919 gly* 突变和外显子 8 的 *Arg778Leu* 突变。

WD 的诊断需结合患者的临床表现（尤其是肝脏和神经精神症状）、角膜 K-F 环、血清铜蓝蛋白及血清铜和 24 小时尿铜等因素综合判断。欧洲指南提出将评分系统应用于 WD 的诊断。

年龄在肝豆状核变性鉴别诊断中的作用：5 ～ 35 岁是肝豆状核变性常见的发病年龄，但是年龄不能作为排除诊断的依据，任何年龄的患者均可发病，现有报道疾病确诊时的年龄最小为 9 个月，最大为 72 岁。美国肝病研究学会的指南提出：对于任何年龄，特别是 3 ～ 55 岁，出现原因不明肝功能异常者，均应考虑 WD 可能。

K-F 环是 WD 的重要体征，为角膜周边后弹力层出现的细小色素颗粒，一般对视力无影响，神经系统受累者均可出现此环，但当疾病主要累及肝脏而无神经系统损伤时，K-F 环检出率低。所以，K-F 环阴性不能除外肝豆状核变性，不同临床表型的患者 K-F 环阳性率迥异，神经型患者可以高达 95%，成人肝型患者为 44% ～ 62%，儿童肝型患者通常难以发现 K-F 环。

WD 的治疗原则是尽早治疗，终身治疗，定期随访。治疗方案包括忌含铜饮食、驱铜药物治疗、对症治疗、肝移植。一般而言，海产品、坚果、动物内脏、菌类铜含量较高，蔬菜、水果、淡水鱼肉等含铜量较低。药物治疗是主要措施，国内外指南均推荐青霉胺作为一线治疗用药。建议小剂量起始逐步加量给药以提高患者对青霉胺的耐受性。起始剂量一般为 250 ～ 500 mg/d，每 4 ～ 7 天增加 250 mg，直至 750 ～ 1500 mg/d，

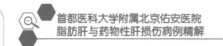

分 2 ~ 3 次口服。推荐餐前 1 小时或餐后 2 小时口服，避免食物对药物吸收的影响，服用青霉胺时需常规补充维生素 B_6 （25 ~ 50 mg/d）。其他铜螯合剂还包括曲恩汀、二巯基丙磺酸和依地酸钙钠等。锌剂也是常见的驱铜药物，不良反应少，但起效较慢。

青霉胺的不良反应：过敏反应主要发生在用药的第 1 ~ 第 3 周，表现为发热、皮疹、淋巴结肿大、外周血中性粒细胞和血小板减少及蛋白尿。迟发的不良反应包括中毒性肾损伤（通常表现为蛋白尿或尿中出现红细胞和白细胞）、红斑狼疮样综合征、肺出血肾炎综合征及皮肤毒性反应，一旦出现常需立即停药。

病例点评

WD 可累及多个组织器官，因其临床表现多样、轻重不一，容易被延迟诊治及误诊。需加强专科医生对该病的认识及重视，促进多学科合作，以便早期诊断和有效治疗与管理，改善 WD 患者的预后。

参考文献

1. 朱婵艳，范建高 . 儿童非酒精性脂肪性肝病 [J]. 实用肝脏病杂志，2013，（6）：483-485.

2. 曹海霞，陈源文，范建高 . 结合临床实践解读肝豆状核变性诊疗指南 [J]. 中华肝脏病杂志，2014，22（8）：570-572.

3. 曹海霞，范建高 . 欧洲儿童肝豆状核变性诊疗推荐意见简介 [J]. 实用肝脏病杂志，2018，21（4）：502-504.

（梁珊）